Raab
Gut essen rund um
die Adipositas-OP

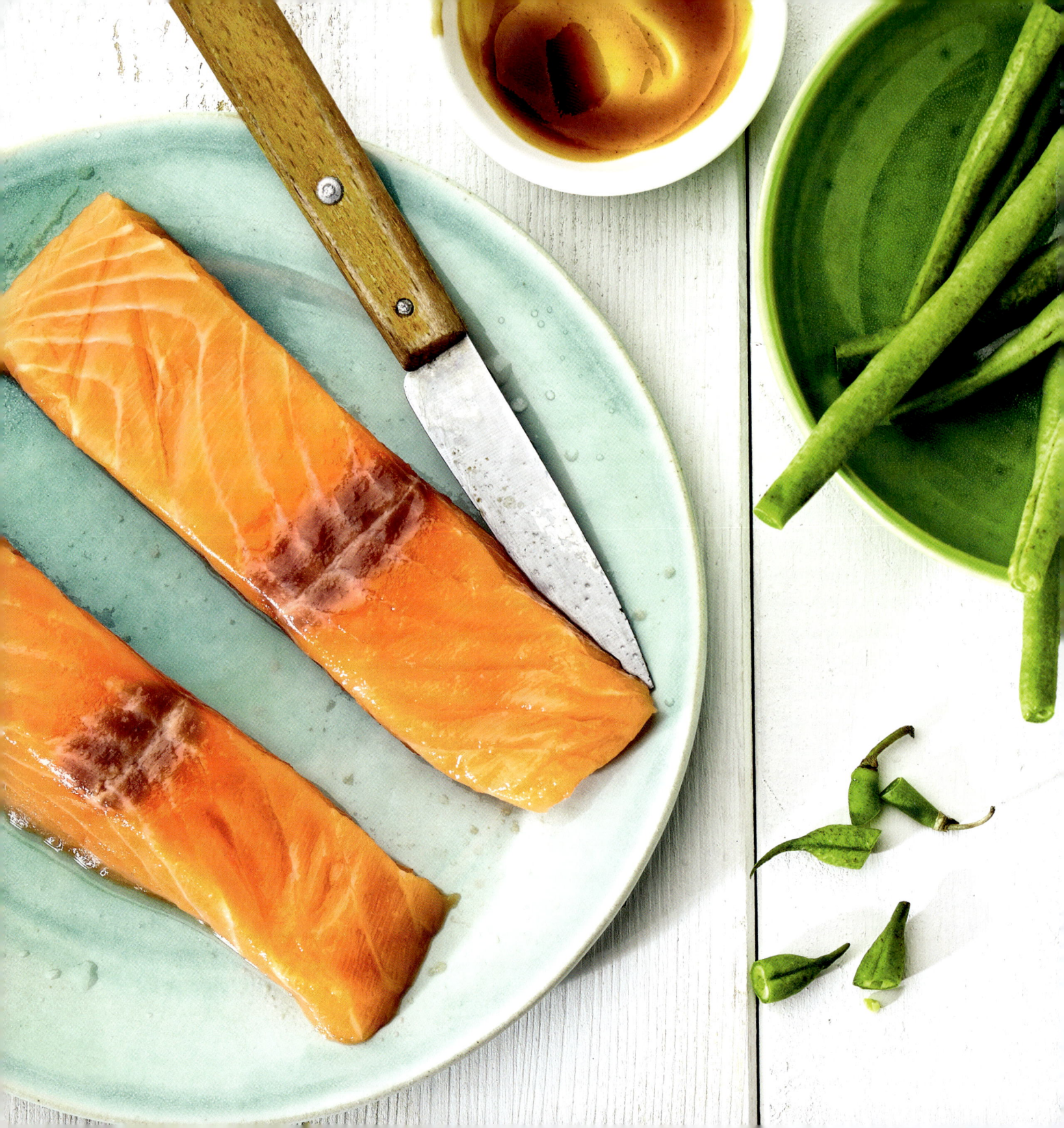

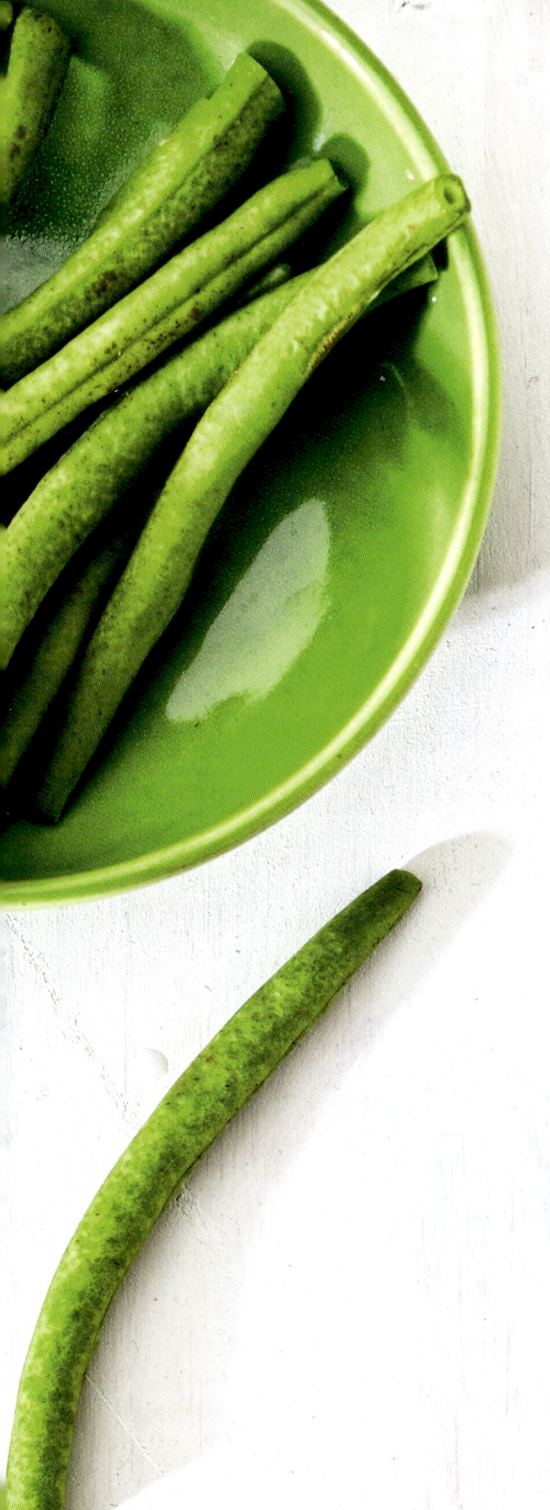

Dr. Heike Raab

Gut essen rund um die Adipositas-OP

Über 150 Rezepte bei Magen-Bypass, Schlauchmagen & Co.

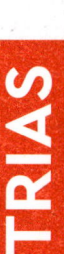

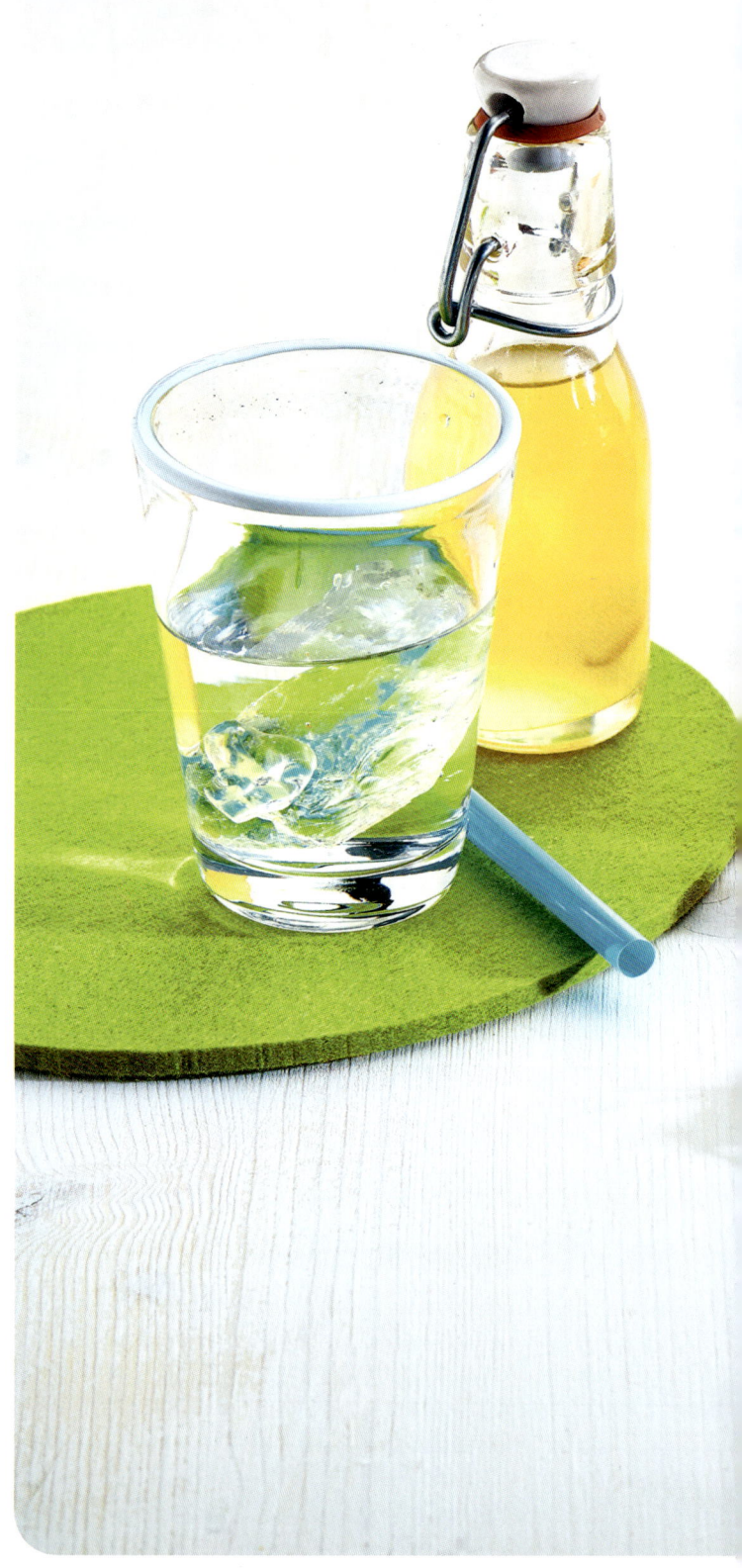

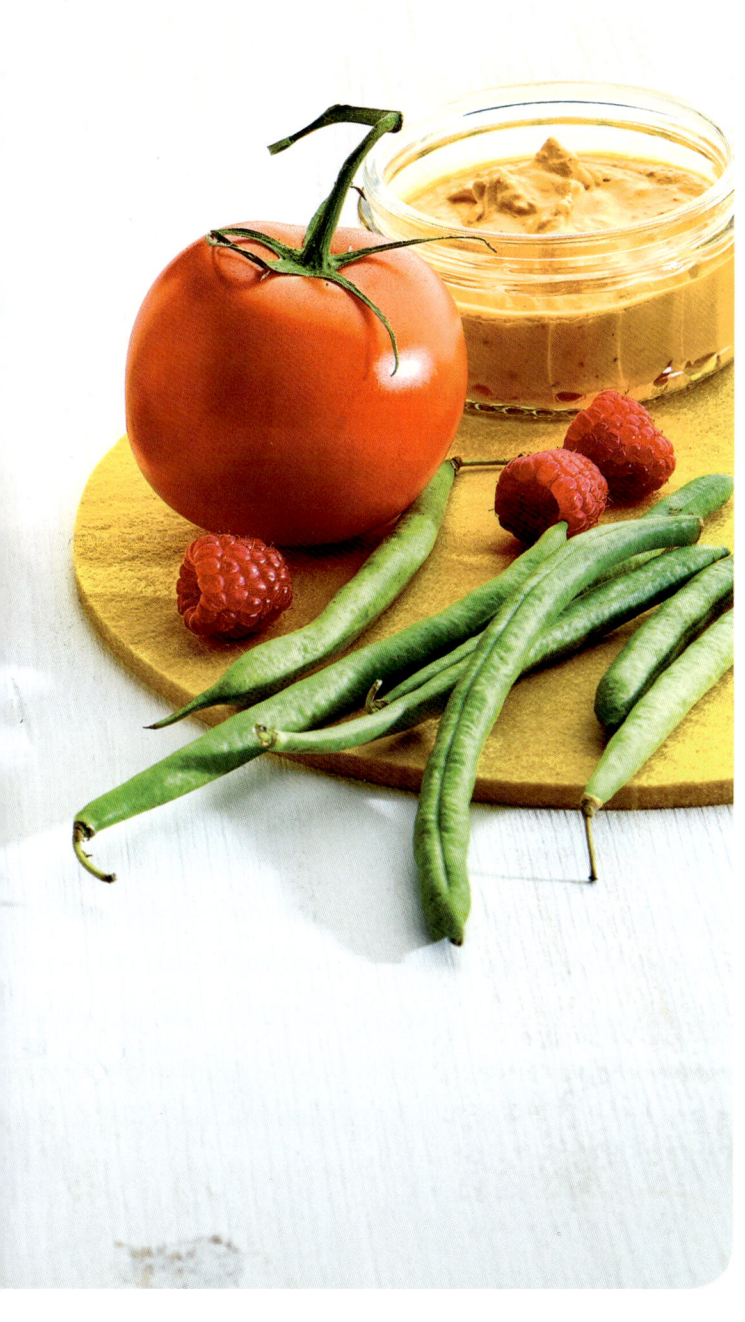

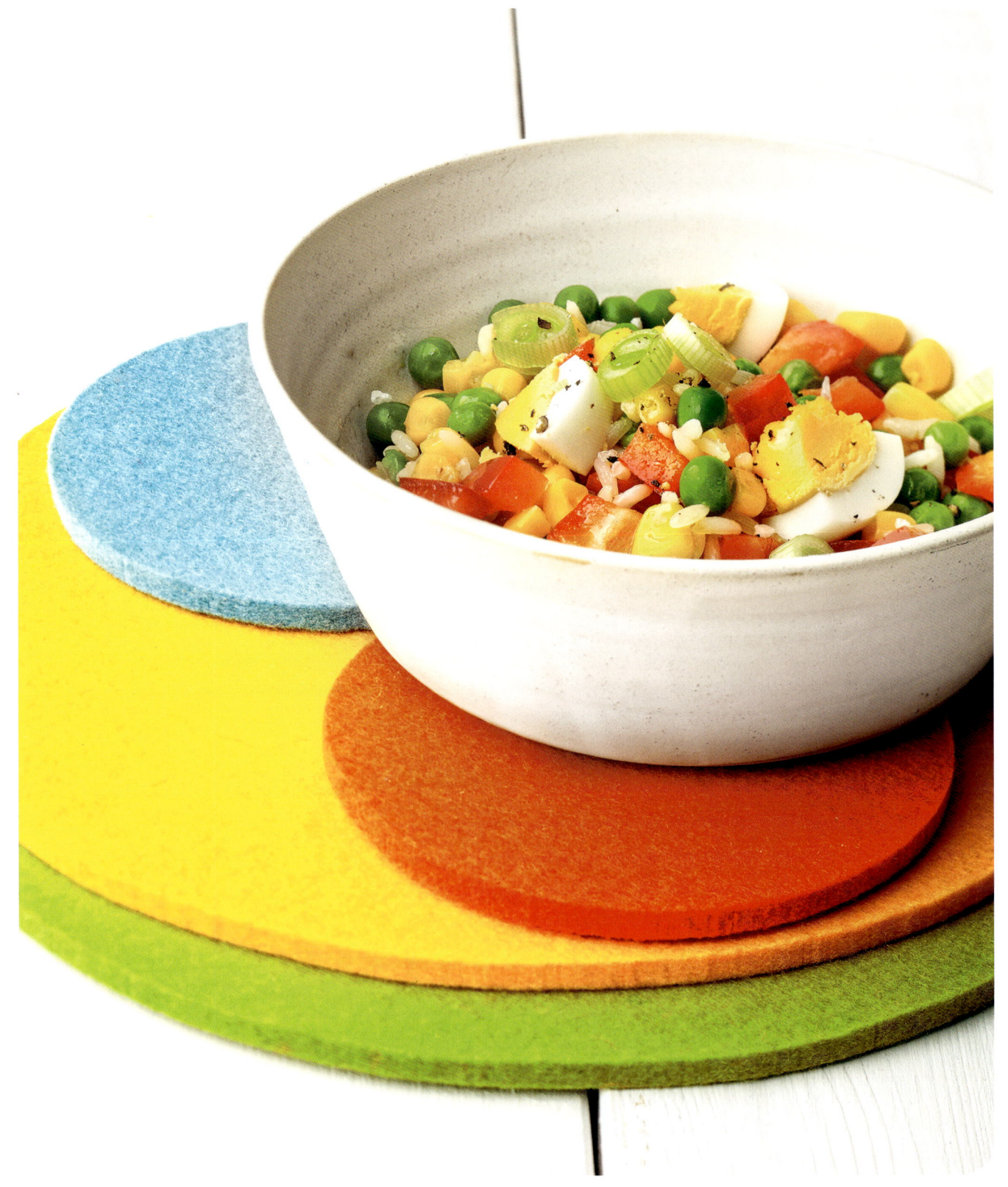

Liebe Leserin, lieber Leser,

die erste Ausgabe dieses Buches erschien vor drei Jahren. Sie fand so großes Interesse, dass bereits eine Neuauflage erforderlich ist. Und da sich in der Zwischenzeit einiges getan hat, habe ich Wissenswertes ergänzt und Sie halten nun die aktualisierte, zweite Auflage in den Händen. Es gibt beispielsweise neue Empfehlungen zur Supplementation und genauere Informationen bezüglich einer Schwangerschaft nach der Adipositas-OP. Doch nicht nur das! Ich habe noch 20 zusätzliche Rezepte eingefügt, die Sie nach der OP gut versorgen sollen und Ihnen hoffentlich auch gut schmecken!

Die Zahl an Adipositas-chirurgischen Eingriffen hat in den letzten Jahren kontinuierlich zugenommen. Voraussetzung für eine erfolgreiche Gewichtsabnahme und ein langfristiges Halten des erreichten Gewichts ist eine dauerhafte Veränderung der Ess- und Bewegungsgewohnheiten, was nicht immer einfach ist. Viele Betroffene haben schon jede Menge mehr oder weniger erfolgreiche Abnehmversuche hinter sich und sehen in der Operation eine große Chance für sich. Und die gilt es zu nutzen!

Selbstverständlich muss die Entscheidung für eine Operation sorgfältig getroffen werden. Lassen Sie sich in den Adipositas-Zentren beraten, gehen Sie zu einer Selbsthilfegruppe, suchen Sie Kontakt zu Betroffenen und hören Sie selbst, wie sich das Leben nach der Operation verändern kann.

Um das Hilfsmittel Adipositas-Operation gut für sich zu nutzen, benötigen Sie zunächst eine gute Vorbereitung auf die OP, um zu wissen, welche Veränderungen danach auf Sie zukommen. Und Sie brauchen vor allem eine langfristige Nachsorge, damit sich Ihre neuen Gewohnheiten festigen können. Essen nach der OP bedeutet nicht, dass Sie eine weitere Diät durchführen sollen. Es bedeutet vielmehr, das Essen wieder zu genießen.

Leider gibt es keine einheitlichen Ernährungsempfehlungen insbesondere hinsichtlich der Vorbereitung auf die OP und den Kostaufbau, was bei den Betroffenen zu einer gewissen Verunsicherung führt.

Seit vielen Jahren arbeite ich im Bereich der Adipositas-Chirurgie und begleite Betroffene vor und nach der OP. In dieses Kochbuch sind daher jahrelange Erfahrungen und ein reger Austausch mit Betroffenen, von denen ich sehr viel gelernt habe, eingeflossen. Bei der Gelegenheit möchte ich mich auch für die vielen positiven Rückmeldungen zur ersten Auflage bedanken. Das Buch enthält etwas Theorie, viele praktische Tipps und mittlerweile 150 Rezepte.

Neben den Ernährungsempfehlungen unseres Adipositas-Zentrums finden Sie daher viele leckere Rezepte und Anregungen, mit denen Sie rund um die OP gut versorgt sind. Die Rezepte sind leicht nachzukochen und schmecken auch der ganzen Familie. Einige Rezepte stammen von den »Profis«. Diese wurden selbst vor einiger Zeit operiert und haben tolle Rezeptideen entwickelt. Ihre Rezepte erkennen Sie an den Namen über den Rezepttiteln. Auch dafür möchte ich mich bedanken!

Ich wünsche Ihnen viel Vergnügen beim Kochen und Genießen!

Ihre Dr. Heike Raab

Vorwort

Liebe Leserin, lieber Leser,

die Ernährung ist der zentrale Punkt, wenn es um ein normales Körpergewicht und eine gute allgemeine Gesundheit geht. Die Adipositas ist eine chronische und letztendlich unheilbare Erkrankung und kann mit den heutigen Mitteln langfristig und effektiv nur durch operative Interventionen am Verdauungstrakt beeinflusst werden.

Aufgrund dieser schlechten Prognose ist die Prävention die Aufgabe der Gegenwart für alle Gesellschaften, um die Entwicklung dieser Erkrankung zu vermeiden. Dazu gehört auch eine gesunde Ernährung, die eine Grundvoraussetzung für eine erfolgreiche Prävention von Übergewicht und Adipositas ist.

Kommt es jedoch einmal zu einer Anhäufung von einer Fettmasse von über 30–40 kg, so ist der Stellwert für den Körper für lange Zeiträume festgelegt. Mit der Entscheidung zur operativen Intervention wird gleichzeitig auch eine Entscheidung zu einer erfolgreichen Umstellung der Lebensweise getroffen. Dazu gehört in ganz zentraler Weise die Ernährung, die sich nunmehr an die veränderten Bedingungen anpasst.

Auf der Grundlage umfassender Erfahrungen über Jahre in der Adipositas-Chirurgie hat Frau Dr. oec. troph. Heike Raab hier einen entsprechenden Ratgeber zusammengestellt. Hier werden die Vorbereitung auf die Operation, die Eigenheiten der Operationen sowie die nach erfolgreicher Adipositas-Operation auftretenden Veränderungen der Essgewohnheiten und der Nährstoffaufnahme dargestellt. In leicht nachzukochenden Rezepten werden Mahlzeiten vorgestellt, die es ermöglichen, auch nach der Operation abwechslungsreich und gesund zu essen. Ich wünsche allen Lesern einen langfristigen Erfolg, der einen Eintritt in ein neues Leben ermöglicht.

Ihr Prof. Dr. Rudolf Weiner

Welche Adipositas-chirurgischen Verfahren gibt es?

Eine Operation kann Ihnen helfen, Ihr Gewicht zu reduzieren und dieses auch zu halten. Dabei gibt es verschiedene Verfahren, über die Sie sich hier genau informieren können.

Die Grundlage der Gewichtsabnahme und vor allem des Gewichthaltens ist immer eine Lebensstiländerung. Das bedeutet eine langfristige Veränderung der Essgewohnheiten und regelmäßige Bewegung, was nicht immer einfach ist. Bei einem hohen Übergewicht reichen diese Maßnahmen aber meist nicht aus, zudem spielen auch genetische Faktoren bei Übergewicht und Adipositas eine nicht unwichtige Rolle.

Als Maß für die Beurteilung des Körpergewichts hat sich der BMI, der Body-Mass-Index (= Körpermassenindex), etabliert. Zur Berechnung wird das Körpergewicht (in kg) zur Körpergröße (in m zum Quadrat) in Beziehung gesetzt. BMI-Werte zwischen 18,5 und 24,9 gelten als Normalbereich, ein BMI von über 30 bedeutet Adipositas. Bei einem BMI von 40 und mehr beziehungsweise bei einem BMI zwischen 35 und 40 sowie Begleiterkrankungen wie Diabetes mellitus Typ 2, Bluthochdruck, Gelenkerkrankungen oder Schlafapnoe kann Ihnen eine Adipositas-OP helfen.

Die Medizin kennt heute eine Reihe von Verfahren, den Magen zu verkleinern und damit das Abnehmen und Gewichthalten zu unterstützen. Die Operation ist allerdings nur ein Hilfsmittel, nicht mehr und nicht weniger. Sollten Sie nach der Operation Ihre Lebensgewohnheiten nicht verändern oder in alte Ernährungsmuster zurückfallen, so werden Sie auch mit der Operation nicht erfolgreich sein. Deshalb: Nutzen Sie dieses Hilfsmittel für sich! In Kombination mit veränderten Ess- und Bewegungsgewohnheiten haben Sie eine wunderbare Methode zur Gewichtsreduktion.

Adipositas-Operationen

Es gibt verschiedene Operationsverfahren, die in der Regel laparoskopisch, also über eine Bauchspiegelung, durchgeführt werden. Hierbei werden über kleine Hautschnitte sogenannte Trokare in die Bauchdecke eingebracht. Diese Trokare sind kleine Röhren, durch die eine Kamera und Instrumente in den Bauchraum eingebracht werden können.

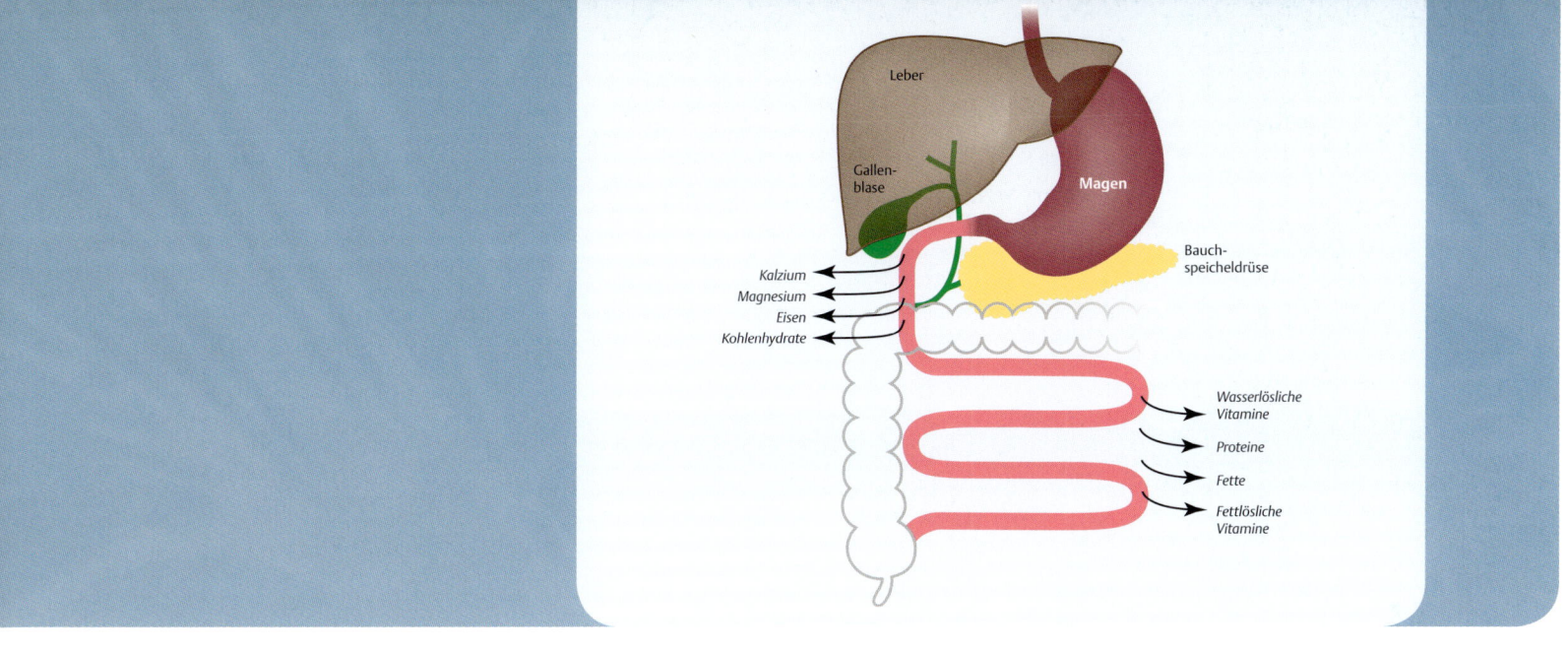

Leber

Gallen-
blase

Magen

Bauch-
speicheldrüse

Kalzium

Magnesium

Eisen

Kohlenhydrate

*Wasserlösliche
Vitamine*

Proteine

Fette

*Fettlösliche
Vitamine*

⬙ Der normale Verdauungsweg

Dieses Verfahren hat für Sie als Patienten mehrere Vorteile:

- Kleine Schnitte anstatt großer Schnitte vermindern die Schmerzen nach der Operation.
- Der Verlauf der Wundheilung ist komplikationsärmer.
- Die Narben sind kaum sichtbar.
- Das frühe Aufstehen verkürzt den Krankenhausaufenthalt.
- Die Arbeit und normale körperliche Aktivitäten können früher begonnen werden.

Prinzipiell lassen sich restriktive und gemischte Verfahren unterscheiden:

- Bei einer sogenannten restriktiven Methode (z. B. Schlauchmagen) wird das Magenvolumen verringert, weshalb nur noch kleine Portionen gegessen werden können und somit eine Einschränkung der Essensmenge erfolgt.
- Bei gemischten Verfahren (z. B. Magenbypass) wird die Magenverkleinerung mit einer Umleitung um bestimmte Darmabschnitte kombiniert. Dadurch können Sie zum einen nur noch kleine Portionen essen (restriktiv). Zum anderen können nach der OP bestimmte Nährstoffe aufgrund der Dünndarmumleitung nicht mehr in ausreichender Menge aufgenommen werden. Dies bezeichnet man als malabsorptiv (Malabsorption = schlechte Aufnahme).

Nach einer Operation ist eine lebenslange Einnahme von Vitaminen und Mineralstoffen, die sogenannte Supplementation, absolut notwendig. Auch auf eine ausreichende Proteinaufnahme ist besonders zu achten. Unterstützung zur Umsetzung der Empfehlungen bekommen Sie bei Ihrer Ernährungsfachkraft. Bitte gehen Sie zudem regelmäßig und lebenslang zur Nachsorge in Ihr Adipositas-Zentrum.

Diese Verfahren haben Vor- und Nachteile. Welches das für Sie geeignete Verfahren sein könnte, erfragen Sie in einer Klinik für Adipositas-Chirurgie im Beratungsgespräch mit den Chirurgen. Kurze Darstellungen der verschiedenen Operationen finden Sie im Kapitel »Die Operationen im Überblick« (Seite 21).

Schlauchmagen (Sleeve)

Die Schlauchmagenoperation ist neben dem Magenbypass weltweit die zweite Standardoperation in der Adipositas-Chirurgie.

Operationstechnik:
- Bei der Schlauchmagenbildung wird ein großer Teil des Magens (ca. 90 %) in der Längsachse abgetrennt.
- Diese Operation kann nicht mehr rückgängig gemacht werden, da der abgetrennte Magenanteil aus dem Bauchraum entfernt wird.

Wirkprinzip
Dadurch entsteht ein schmaler, schlauchförmiger Restmagen, der ein Volumen von etwa 70–150 ml hat. Diese Operation gehört zu den restriktiven Verfahren, es können somit nur noch kleine Mengen gegessen werde. Durch diese Magenverkleinerung entsteht schon bei kleinen Nahrungsmengen ein ausgeprägtes Sättigungsgefühl. Der Darm bleibt unverändert.

Gleichzeitig kommt es zu einer Beeinflussung des Hormons Ghrelin. Dieses Hormon wird als Hungerhormon bezeichnet und ist an der Regulierung der Energieaufnahme des Körpers beteiligt. Es wird in einem Teil des Magens gebildet, dem sogenannten Fundus. Dieser Teil wird jedoch bei der Schlauchmagenoperation komplett entfernt. Daher sinkt der Ghrelinspiegel nach der Operation deutlich ab und es tritt weniger Hungergefühl auf. Der Effekt von Ghrelin auf die Gewichtsreduktion ist jedoch nicht eindeutig, da Ghrelin auch in anderen Organen des Körpers gebildet wird. Hunger ist auch ein sehr wichtiges Signal für den Körper. Im

Durchschnitt können ca. 60–70 % des Übergewichts abgenommen werden.

Eine begleitende Veränderung der Ess- und Bewegungsgewohnheiten und die regelmäßige Einnahme von Vitaminen und Mineralstoffen (siehe Kapitel »Supplemente« Seite 35) sind unabdingbar für einen langfristigen Erfolg.

Supplemente
Folgende Vitamine und Mineralstoffe müssen regelmäßig und lebenslang supplementiert werden: Multivitamin mit Mineralstoffen, Kalzium, Vitamin D, Vitamin B_{12} und Eisen.

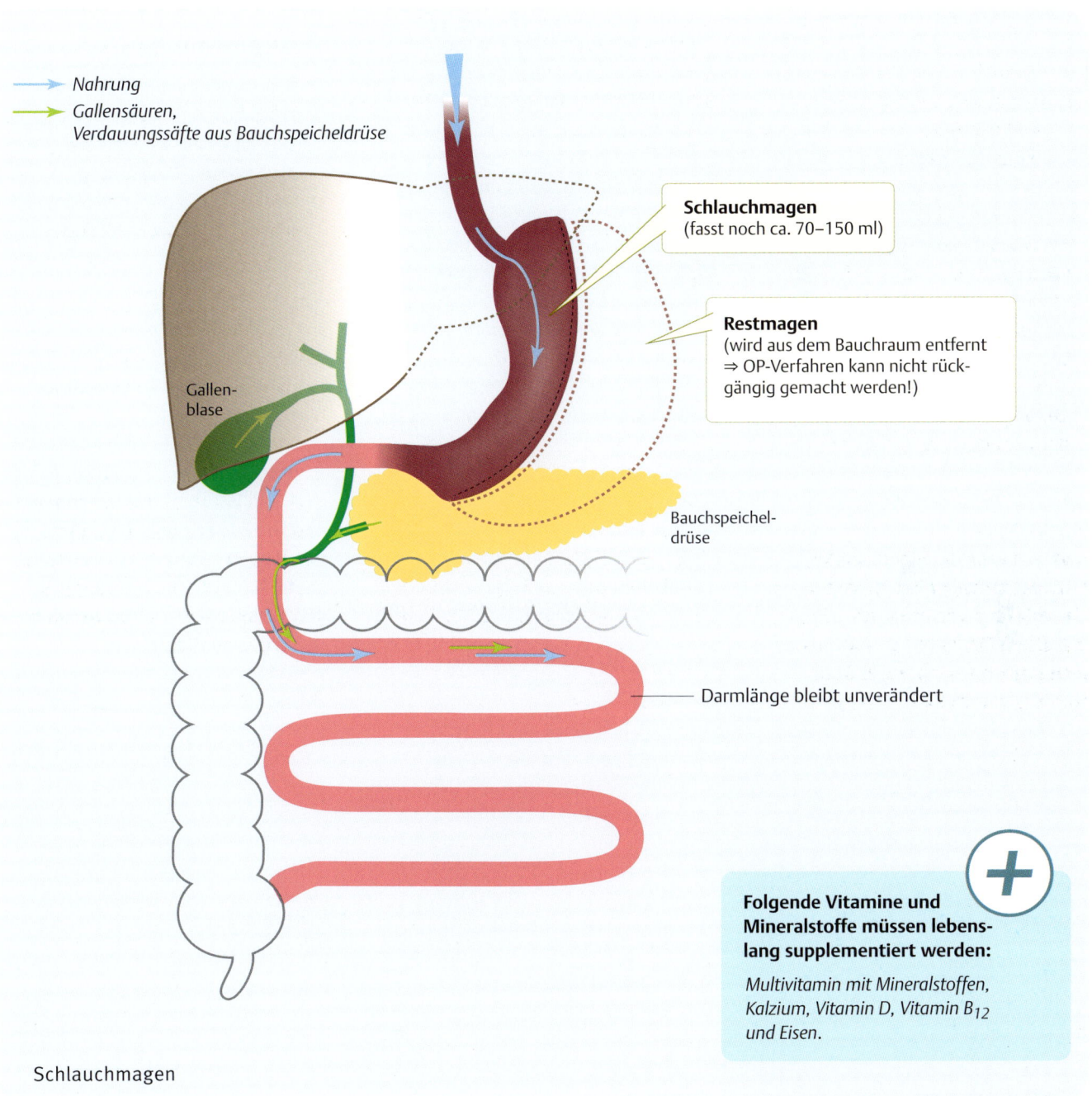

Nahrung

Gallensäuren,
Verdauungssäfte aus Bauchspeicheldrüse

Schlauchmagen
(fasst noch ca. 70–150 ml)

Restmagen
(wird aus dem Bauchraum entfernt
⇒ OP-Verfahren kann nicht rückgängig gemacht werden!)

Gallen-
blase

Bauchspeichel-
drüse

Darmlänge bleibt unverändert

**Folgende Vitamine und
Mineralstoffe müssen lebenslang supplementiert werden:**

*Multivitamin mit Mineralstoffen,
Kalzium, Vitamin D, Vitamin B$_{12}$
und Eisen.*

Schlauchmagen

Magenbypass (Roux-Y-Magenbypass)

Der Magenbypass ist wie die Schlauchmagenbildung ein weltweit durchgeführtes Standardverfahren. Diese Operation hat sowohl einen einschränkenden restriktiven (kleinen Magenpouch) als auch einen malabsorptiven Anteil (Umleitung des Dünndarms). Hier können die Nährstoffe schlechter aufgenommen werden.

Operationstechnik:

- Bei der Bypassoperation wird am Mageneingang ein etwa 15–20 ml kleiner Vormagen (Magenpouch) gebildet. Der Hauptteil des Magens verbleibt in seiner ursprünglichen Lage im Bauchraum und wird blind verschlossen. Somit kann dieses Verfahren auch rückgängig gemacht werden. Die Verkleinerung des Magens ist die restriktive Komponente. Dadurch können Sie nur noch kleine Mengen essen.
- Der Dünndarm wird etwa 50 cm unterhalb des Zwölffingerdarms durchtrennt. Dieser obere Anteil des Dünndarms umfasst den Zwölffingerdarm (Duodenum), in den die Verdauungssäfte aus der Bauchspeicheldrüse und der Leber (Gallensäuren) münden, und die oberen 50 cm des Leerdarms (Jejunum). Er wird als biliopankreatischer Schenkel bezeichnet.
- Der unterhalb dieser Durchtrennung liegende Anteil des Dünndarms wird hochgezogen und mit dem Magenpouch durch Nähte verbunden. Diese Verknüpfung heißt Anastomose. Die Nahrung gelangt durch den kleinen Magenpouch direkt in diesen Dünndarmabschnitt, weshalb er als alimentärer (ernährender) Schenkel bezeichnet wird.
- Auch der biliopankreatische Schenkel muss wieder mit dem Verdauungstrakt verbunden werden, damit die Verdauungssäfte zugeführt werden können. Der vom Magen kommende alimentäre Schenkel wird mit dem biliopankreatischen Schenkel etwa 150 cm unterhalb des Magenpouches wieder verbunden (2. Anastomose).

Wirkprinzip

Die Nahrung gelangt nun nicht mehr in den biliopankreatischen Schenkel. Diese Umgehung des Restmagens und des biliopankreatischen Schenkels wird als malabsorptive Komponente bezeichnet. Hier können keine Nährstoffe aus der Nahrung aufgenommen werden. Die Verdauungssäfte und Gallensäuren gelangen erst in tieferen Darmabschnitten (nach der 2. Anastomose) mit den Nährstoffen in Verbindung und sorgen für deren Aufnahme.

Supplemente

Folgende Vitamine und Mineralstoffe müssen regelmäßig und lebenslang supplementiert werden: Multivitamin mit Mineralstoffen, Kalzium, Vitamin D, Vitamin B_{12} und Eisen.

Die Hauptursache für den Gewichtsverlust ist die Einschränkung der Essensmenge. Zudem gibt es hormonale Veränderungen. Hormone wie Ghrelin und GLP-1 unterstützen die Gewichtsreduktion und beeinflussen die Insulinregulation. Deshalb profitieren Menschen mit Diabetes ganz besonders vom Magenbypass. Schon wenige Tage nach der Operation können blutzuckersenkende Tabletten und Insulin deutlich reduziert oder sogar ganz abgesetzt werden. Der durchschnittliche Verlust des Übergewichts liegt bei ca. 70–80 %.

Je nach Nahrungszusammensetzung kann es zu Nebenwirkungen wie Blähungen, Durchfällen und dem sogenannten Dumping-Syndrom mit Kreislaufabfall und Unterzuckerungssymptomen kommen. Eine begleitende Veränderung der Lebensgewohnheiten sowie die regelmäßige Einnahme von Vitaminen und Mineralstoffen sind essenziell für einen langfristigen Erfolg.

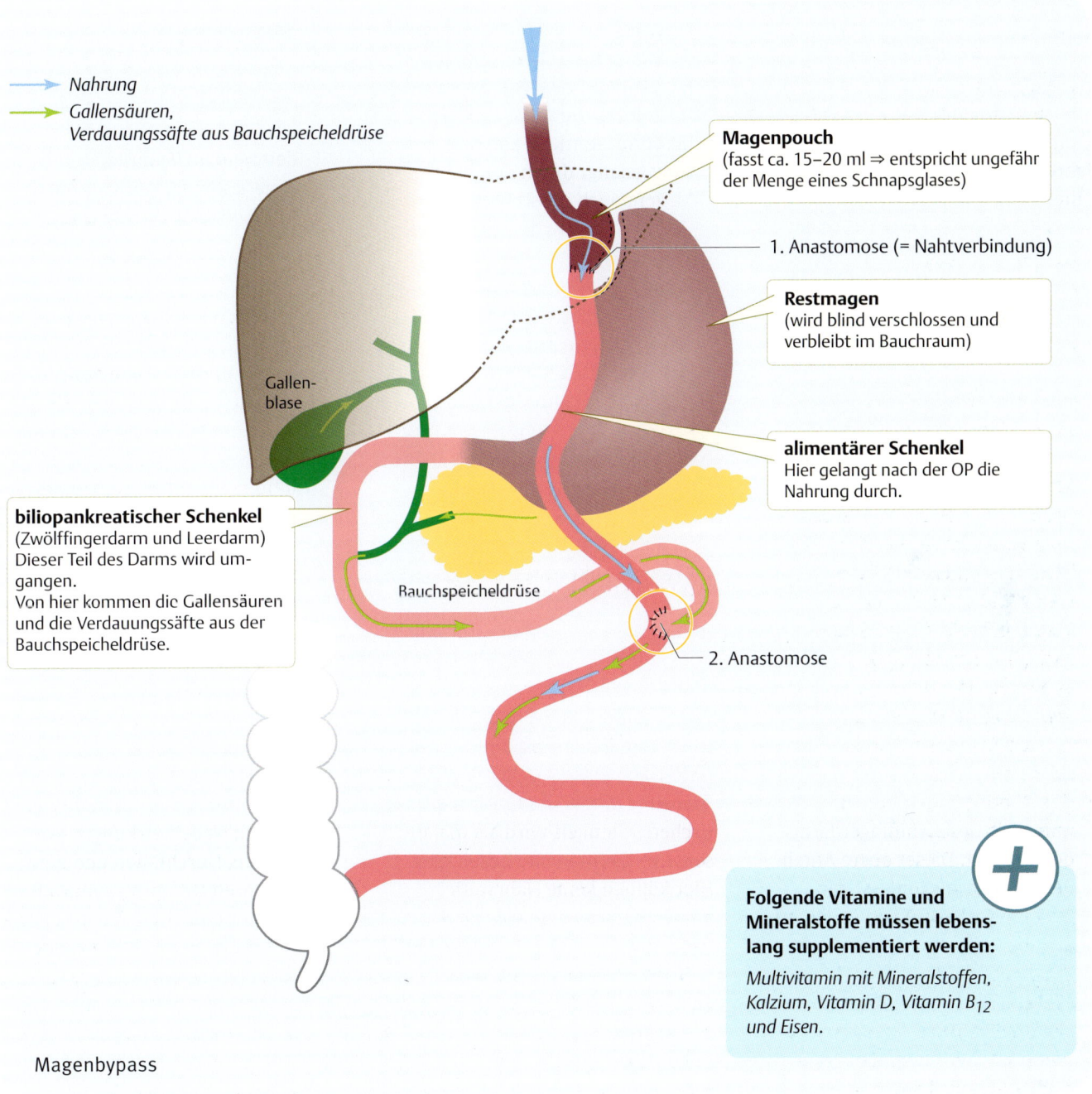

Nahrung

Gallensäuren,
Verdauungssäfte aus Bauchspeicheldrüse

Magenpouch
(fasst ca. 15–20 ml ⇒ entspricht ungefähr
der Menge eines Schnapsglases)

1. Anastomose (= Nahtverbindung)

Restmagen
(wird blind verschlossen und
verbleibt im Bauchraum)

alimentärer Schenkel
Hier gelangt nach der OP die
Nahrung durch.

Gallen-
blase

biliopankreatischer Schenkel
(Zwölffingerdarm und Leerdarm)
Dieser Teil des Darms wird um-
gangen.
Von hier kommen die Gallensäuren
und die Verdauungssäfte aus der
Bauchspeicheldrüse.

Bauchspeicheldrüse

2. Anastomose

**Folgende Vitamine und
Mineralstoffe müssen lebenslang supplementiert werden:**

*Multivitamin mit Mineralstoffen,
Kalzium, Vitamin D, Vitamin B$_{12}$
und Eisen.*

Magenbypass

Ein-Anastomosen-/Mini-Magenbypass (OAGB/MGB)

Dieses Verfahren ist eine besondere Form der Magenbypasschirurgie und wird oft auch als Ein-Anastomosenbypass oder Mini-Magenbypass (OAGB/MGB) bezeichnet, da es bei diesem Verfahren nur eine neue Nahtverbindung (Anastomose) zwischen Magenpouch und Dünndarm gibt. Bekannt ist dieses Verfahren auch unter der Bezeichnung Omega-Loop-Bypass.

Operationstechnik:

- Wie auch beim Roux-Y-Magenbypass wird bei dieser Operation laparoskopisch am Mageneingang ein etwa 50 ml fassender Magenpouch gebildet. Dieser ist im Vergleich zum Roux-Y-Magenbypass schmaler und eher länglich geformt. Der Hauptteil des Magens wird hier ebenfalls ausgeschaltet.
- Der Magenpouch wird anschließend mit dem Dünndarm verbunden, allerdings sehr viel weiter unten als beim Roux-Y-Magenbypass. Beim OAGB/MGB werden 150-200 cm Dünndarm von der Nahrungspassage ausgeschaltet (biliopankreatischer Schenkel).

Wirkprinzip

Der Hauptmechanismus der Gewichtsreduktion ist zum einen wiederum die Einschränkung der Nahrungsmenge. Zum anderen kommt es aber auch aufgrund der Länge des biliopankreatischen Schenkels von 150–200 cm zu gewissen Fettverdauungsstörungen. Hormonale Effekte durch die Hormone GLP-1 und Ghrelin spielen neben der leichten Fettverdauungsstörung auch hier bei der Gewichtsreduktion eine Rolle.

Bei Begleiterkrankungen wie Diabetes mellitus Typ 2 wird ebenfalls ein positiver Effekt beobachtet. Der Diabetes wird bei diesem Bypass noch deutlicher beeinflusst als beim Roux-Y-Magenbypass. Bei Patienten, die vor der Operation Sodbrennen hatten, kann es nach der Operation zum Reflux von Galle kommen.

Zwar gilt der Roux-Y-Magenbypass noch immer als Standardtherapie, doch diese Bypass-Operation wird vermehrt durchgeführt. Von Vorteil ist, dass nur eine Anastomose durchgeführt werden muss. Dies ist hilfreich, wenn der Raum im Bauch eingeschränkt ist, wie beispielsweise bei einer vergrößerten Leber (Fettleber).

Supplemente

Folgende Vitamine und Mineralstoffe müssen regelmäßig und lebenslang supplementiert werden: Multivitamin mit Mineralstoffen, Kalzium, Vitamin D, Vitamin B$_{12}$ und Eisen.

Wir klären unsere Patienten vor dem Eingriff über beide Bypassverfahren auf, da die Entscheidung für das jeweilige Verfahren oft vom Befund während der Operation abhängig ist. Bei diesem Verfahren beträgt der Verlust des Übergewichts ca. 70–80 %.

Eine begleitende Veränderung des Lebensstils und die regelmäßige Einnahme von Vitaminen und Mineralstoffen (siehe Kapitel »Supplemente« Seite 35) sind auch hier wie bei allen anderen Verfahren essenziell für einen langfristigen Erfolg.

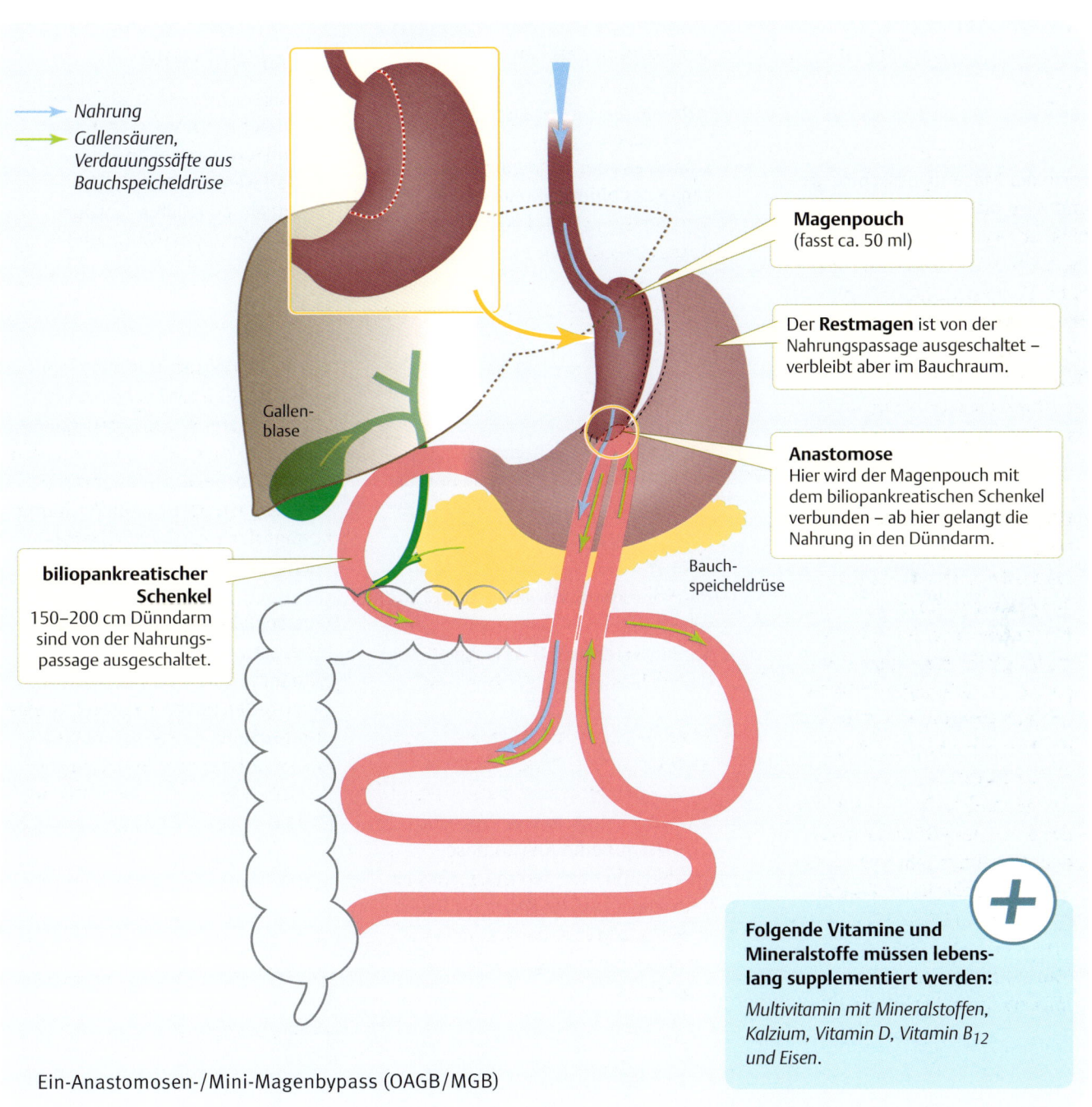

Nahrung

Gallensäuren, Verdauungssäfte aus Bauchspeicheldrüse

Magenpouch
(fasst ca. 50 ml)

Der **Restmagen** ist von der Nahrungspassage ausgeschaltet – verbleibt aber im Bauchraum.

Anastomose
Hier wird der Magenpouch mit dem biliopankreatischen Schenkel verbunden – ab hier gelangt die Nahrung in den Dünndarm.

Gallen-blase

biliopankreatischer Schenkel
150–200 cm Dünndarm sind von der Nahrungspassage ausgeschaltet.

Bauch-speicheldrüse

Folgende Vitamine und Mineralstoffe müssen lebenslang supplementiert werden:

Multivitamin mit Mineralstoffen, Kalzium, Vitamin D, Vitamin B$_{12}$ und Eisen.

Ein-Anastomosen-/Mini-Magenbypass (OAGB/MGB)

Biliopankreatische Diversion (BPD)

Die biliopankreatische Diversion (BPD) wird nur selten und nur in speziellen Kliniken mit erfahrenen Chirurgen laparoskopisch durchgeführt. Bei diesem Operationsverfahren wird der größte Teil des Dünndarms ausgeschaltet. Somit steht die malabsorptive Komponente, also die schlechtere Aufnahme von Nährstoffen, klar im Vordergrund. Dies ist auch der Grund für die Gewichtsreduktion.

Operationstechnik – biliopankreatische Diversion (BPD nach Scopinaro): Dieses Verfahren gilt als eines der effektivsten in Bezug auf die Gewichtsreduktion.

- Zunächst wird der Magen auf ein Volumen von 200–300 ml verkleinert, der Restmagen kann entfernt oder belassen werden.
- Anschließend wird der Dünndarm durchtrennt und die Dünndarmschlinge mit dem Magen verbunden. Der ausgeschaltete Dünndarmanteil (biliopankreatischer Schenkel), der die Gallensäuren und die Verdauungssäfte aus der Bauchspeicheldrüse transportiert, wird erst nach etwa 200–250 cm wieder mit dem Dünndarm verbunden.

Wirkprinzip

Erst etwa 50–75 cm bevor der Dünndarm in den Dickdarm übergeht, können sich die Nahrungsbestandteile mit den Verdauungssäften vermischen und aufgenommen werden. Durch diese Maßnahme kommt es zwar zu einer guten Gewichtsreduktion, aber auch zu einer Verdauungsstörung von Fett und den fettlöslichen Vitaminen und damit verbunden auch zu Durchfällen.

Supplemente

Folgende Vitamine und Mineralstoffe müssen regelmäßig und lebenslang supplementiert werden: Multivitamin mit Mineralstoffen, Kalzium, fettlösliche Vitamine A, D, K und E, Vitamin B_{12} und Eisen.

Der durchschnittliche Verlust des Übergewichts liegt bei ca. 80–90 %.

Bei jedem Verfahren muss unbedingt auf eine ausreichende Versorgung mit Vitaminen und Mineralstoffen geachtet werden. Bei der biliopankreatischen Diversion ist dies noch wichtiger. Wenn Sie nicht auf eine regelmäßige Supplementation achten, sind Mangelerscheinungen insbesondere von Eiweiß und den fettlöslichen Vitaminen (A, D, E und K) vorprogrammiert.

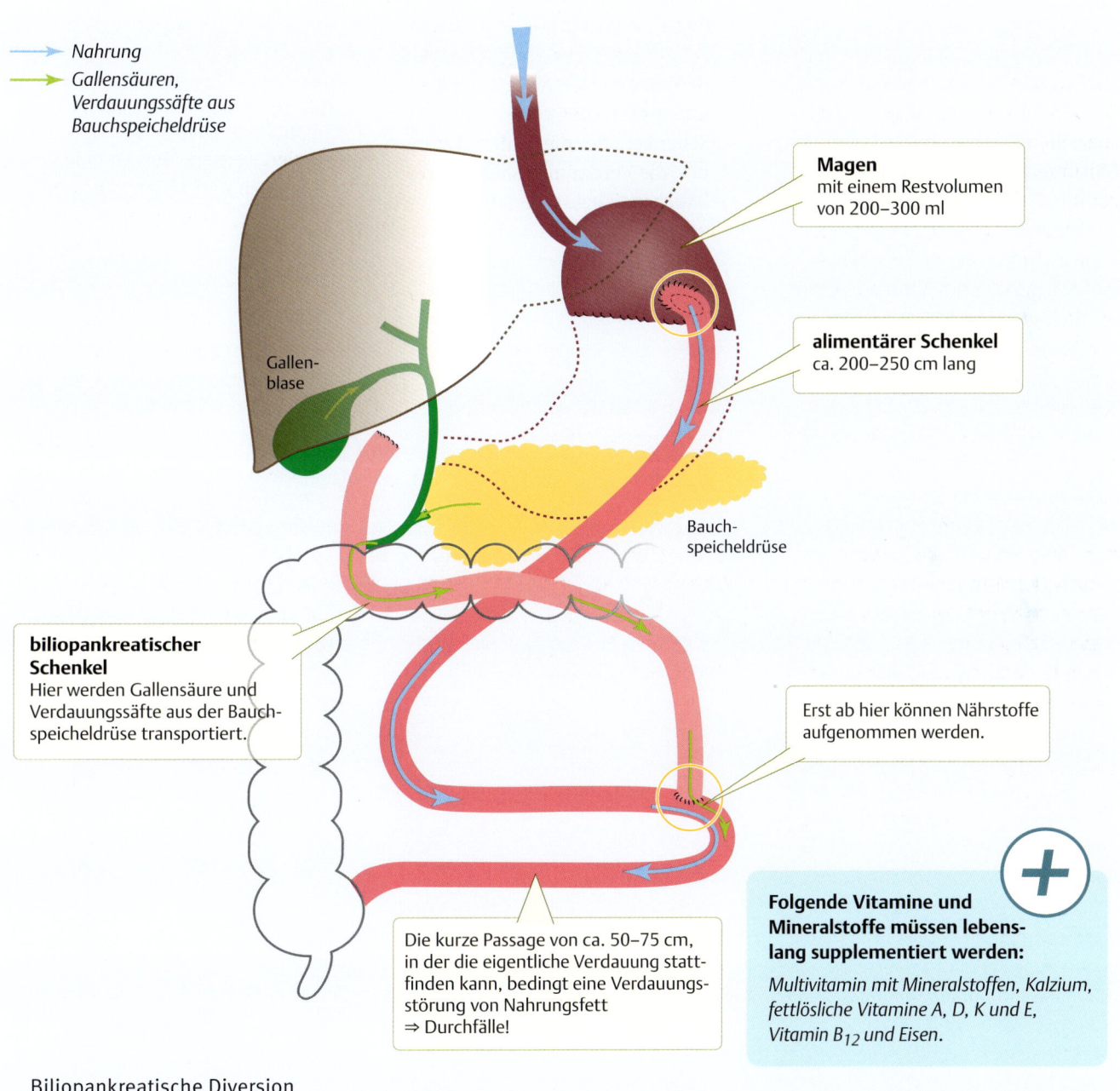

Nahrung

**Gallensäuren,
Verdauungssäfte aus
Bauchspeicheldrüse**

Gallen-
blase

Bauch-
speicheldrüse

Magen
mit einem Restvolumen
von 200–300 ml

alimentärer Schenkel
ca. 200–250 cm lang

Erst ab hier können Nährstoffe
aufgenommen werden.

**biliopankreatischer
Schenkel**
Hier werden Gallensäure und
Verdauungssäfte aus der Bauch-
speicheldrüse transportiert.

Die kurze Passage von ca. 50–75 cm,
in der die eigentliche Verdauung stattfinden kann, bedingt eine Verdauungsstörung von Nahrungsfett
⇒ Durchfälle!

**Folgende Vitamine und
Mineralstoffe müssen lebenslang supplementiert werden:**

*Multivitamin mit Mineralstoffen, Kalzium,
fettlösliche Vitamine A, D, K und E,
Vitamin B_{12} und Eisen.*

Biliopankreatische Diversion

Operationstechnik – biliopankreatische Diversion mit Duodenalswitch (BPD-DS): Auch diese Operation wird nur selten und nur in speziellen Kliniken von erfahrenen Chirurgen durchgeführt. Dieses Verfahren ist die Weiterentwicklung der biliopankreatischen Diversion bezüglich der Magenform.

- Statt einer ⅔-Resektion des Magens erfolgt hier zunächst eine Schlauchmagenbildung mit einem Volumen von ca. 150–200 ml. Dies ermöglicht die Durchführung der Operation in zwei Schritten.
- Die biliopankreatische Teilung entspricht der biliopankreatischen Diversion (Seite 18).
- Hier wird der Zwölffingerdarm direkt nach dem Magenpförtner durchtrennt und blind verschlossen. Der Dünndarm wird durchtrennt, der untere Darmabschnitt wird hochgezogen und mit dem Magen verbunden. Dies ist der alimentäre Schenkel.
- Die Bezeichnung »switch« (= engl. austauschen) ergibt sich, da der hochgezogene Dünndarm mit dem Schlauchmagen verbunden werden muss und daher praktisch die Stelle des Zwölffingerdarms einnimmt.
- Der Dünndarmanteil mit den Gallensäuren und Verdauungssäften aus der Bauchspeicheldrüse (biliopankreatischer Schenkel) wird ca. 75–100 cm vor dem Übergang des Dünndarms in den Dickdarm

wieder angeschlossen, somit können sich in diesem Darmabschnitt die Nahrungsbestandteile mit den Verdauungssäften vermischen und aufgenommen werden.

Wirkprinzip

Die Gewichtsreduktion beruht zum einen auf der Restriktion durch die Verkleinerung des Magens. Zum anderen führt die Ausschaltung des Dünndarms zu einer verschlechterten Aufnahme von Nährstoffen. Fett, fettlösliche Vitamine und auch Eiweiß werden schlechter aufgenommen. Im Durchschnitt können mit diesem Verfahren 80–90 % des Übergewichts reduziert werden. Die sorgfältige Supplementation von Vitaminen, insbesondere der fettlöslichen, steht hier ebenso im Vordergrund wie bei der biliopankreatischen Diversion (BPD), um Mangelerscheinungen zu vermeiden.

Durch regelmäßige Laborkontrollen können eventuelle Defizite schnell erkannt und auch schnell wieder ausgeglichen werden.

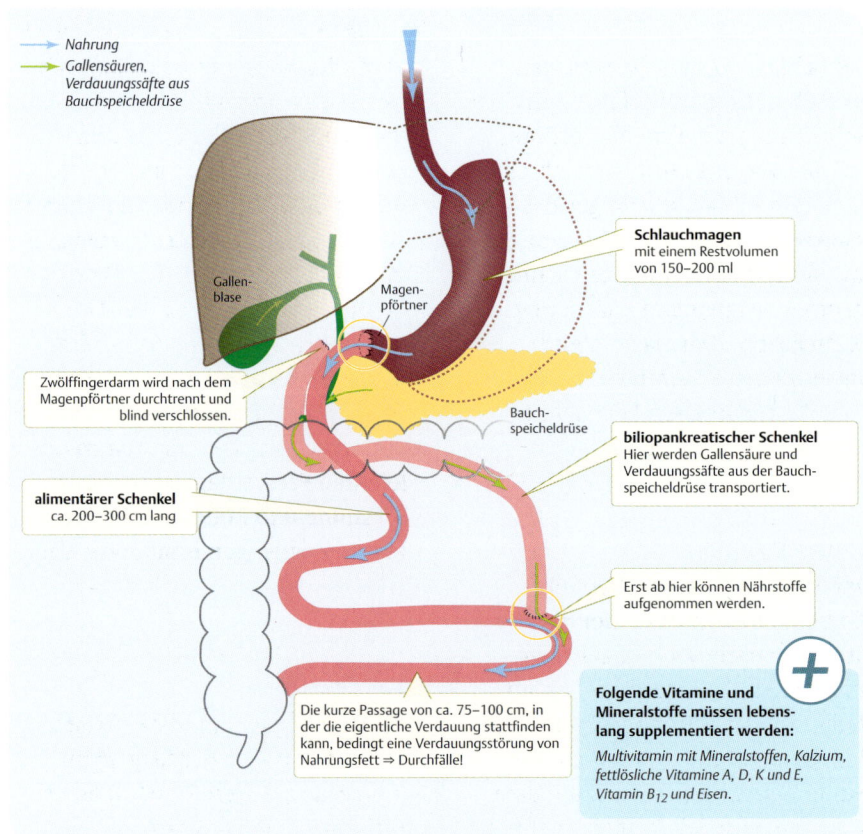

Nahrung
Gallensäuren, Verdauungssäfte aus Bauchspeicheldrüse

Schlauchmagen mit einem Restvolumen von 150–200 ml

Gallenblase

Magenpförtner

Zwölffingerdarm wird nach dem Magenpförtner durchtrennt und blind verschlossen.

Bauchspeicheldrüse

biliopankreatischer Schenkel Hier werden Gallensäure und Verdauungssäfte aus der Bauchspeicheldrüse transportiert.

alimentärer Schenkel ca. 200–300 cm lang

Erst ab hier können Nährstoffe aufgenommen werden.

Die kurze Passage von ca. 75–100 cm, in der die eigentliche Verdauung stattfinden kann, bedingt eine Verdauungsstörung von Nahrungsfett ⇒ Durchfälle!

Folgende Vitamine und Mineralstoffe müssen lebenslang supplementiert werden:

Multivitamin mit Mineralstoffen, Kalzium, fettlösliche Vitamine A, D, K und E, Vitamin B_{12} und Eisen.

Die Operationen im Überblick

Schlauchmagen

Der Schlauchmagen ist weltweit eines der Standardverfahren der Adipositas-Chirurgie. Der größte Teil des Magens wird entfernt, es bleibt ein schlauchförmiger Restmagen übrig. Auch hier kommt es mit kleinen Essensmengen schnell zu einer ausgeprägten Sättigung (Restriktion). Der Darm bleibt unverändert. Vitamine und Mineralstoffe müssen ein Leben lang eingenommen werden.

Magenbypass

Der Magenbypass ist ebenfalls ein Standardverfahren der Adipositas-Chirurgie. Der Magen wird in einen kleinen Magenpouch und den größeren Restmagen geteilt. In den kleinen Magenpouch passt nur wenig Essen, weshalb schnell eine Sättigung eintritt (Restriktion). Ein Teil des Dünndarms (Zwölffingerdarm und der obere Bereich des Leerdarms) wird umgangen, damit sich die Nahrung und die Verdauungssäfte aus Galle und Bauchspeicheldrüse erst in einem späteren Darmabschnitt vermischen können. Dadurch wird ein Teil der Nährstoffe nicht aufgenommen (Malabsorption). Vitamine und Mineralstoffe müssen ein Leben lang eingenommen werden.

Ein-Anastomosen-/Mini-Magenbypass (OAGB/MGB)

Diese Operation ist eine besondere Form der Magenbypass-Chirurgie. Der Magen wird ebenfalls in einen kleinen Magenpouch und den größeren Restmagen geteilt. Der kleine Magen wird anschließend mit dem Dünndarm verbunden. Bei diesem Verfahren werden 150–200 cm Dünndarm umgeleitet. Die Gewichtsreduktion beruht auf der kleineren Essensmenge, der Restriktion. Zusätzlich kommt es aufgrund der Umleitung des Dünndarms zu leichten Fettverdauungsstörungen. Vitamine und Mineralstoffe müssen lebenslang eingenommen werden.

Biliopankreatische Diversion (BPD)

Bei diesem Operationsverfahren kommt es neben der Magenverkleinerung (Restriktion) zu einer Ausschaltung eines großen Teils des Dünndarms. Die Gewichtsreduktion beruht hauptsächlich auf der Malabsorption, da Nährstoffe und Verdauungssäfte erst in einem späten Darmabschnitt aufeinandertreffen. Dadurch wird ein geringer Teil an Nährstoffen, aber auch an Vitaminen und Mineralstoffen aufgenommen. Zur Vermeidung von Mangelerscheinungen muss hier besonders sorgfältig auf die regelmäßige und ausreichende Supplementation mit Vitaminen, besonders der fettlöslichen, Mineralstoffen und Eiweiß geachtet werden.

Biliopankreatische Diversion mit Duodenalswitch (BPD-DS)

Hier erfolgt zunächst eine Schlauchmagenbildung. Auch bei diesem Operationsverfahren kommt es zu einer Ausschaltung großer Teile des Dünndarms. Nährstoffe und Verdauungssäfte vermischen sich ebenfalls erst in einem späteren Darmabschnitt. Die Nährstoffe werden, wie auch die Vitamine und Mineralstoffe, vermindert aufgenommen. Zur Vermeidung von Mangelerscheinungen muss hier besonders sorgfältig auf die regelmäßige und ausreichende Supplementation mit Vitaminen, besonders der fettlöslichen, Mineralstoffen und Eiweiß geachtet werden.

Ihre Ernährung vor der OP

Eine Ernährungstherapie ist Voraussetzung für die Genehmigung der Adipositas-OP durch die Krankenkassen. Dadurch haben Sie schon vor der Operation viel über Ihre Essgewohnheiten gelernt und wahrscheinlich auch schon einiges davon umgesetzt.

Laut den Leitlinien der Fachgesellschaften aus dem Jahr 2018 ist die Ernährungstherapie im Rahmen eines multimodalen Konzepts, also in Kombination mit Verhaltens- und Bewegungstherapie, Voraussetzung für die Genehmigung der Adipositas-OP durch die Krankenkassen. Bei Betroffenen mit einem BMI > 50 kg/m² kann laut Leitlinien der Eingriff ohne vorherige Durchführung einer konservativen Therapie genehmigt werden. Aber auch in diesen Fällen ist die Vorbereitung auf die OP außerordentlich wichtig. Die Durchführung einer Ernährungstherapie, in der die Besonderheiten der Ernährung rund um die Adipositas-OP besprochen werden, ist unerlässlich.

Um das Hilfsmittel Adipositas-OP erfolgreich für sich zu nutzen, brauchen Sie eine gute Vorbereitung auf die OP und eine langfristige Nachsorge mit einem interdisziplinären Team (Arzt, Ernährungstherapeut, Psychologe, Sporttherapeut), damit sich Ihre neuen Gewohnheiten dauerhaft festigen.

Die allgemeinen Ernährungsempfehlungen für die Zeit nach der OP, wie z. B. Essen und Trinken zu trennen oder auf ausreichend Proteine zu achten, sind bundesweit überwiegend gleich. Allerdings gibt es hinsichtlich der Vorbereitung auf die OP und den Kostaufbau keine einheitlichen Empfehlungen. Nachfolgend finden Sie die Ernährungsempfehlungen unseres Adipositas-Zentrums.

Es heißt so schön: Die Veränderung der Essgewohnheiten nach der OP beginnt bereits vor der OP. Und das stimmt. Je besser Sie Ihre Gewohnheiten im Vorfeld üben, desto leichter fällt Ihnen die Umstellung nach der OP. Es kommt keine neue Diät auf Sie zu, sondern eine langfristige Veränderung Ihrer Gewohnheiten.

Wichtige Ernährungsempfehlungen in Kürze:

- Essen Sie drei bis vier Mahlzeiten.
- Nehmen Sie sich Zeit fürs Essen, essen Sie langsam und kauen Sie gut.
- Achten Sie auf Ihr Hunger- und Sättigungsgefühl.
- Achten Sie auf ausreichend Protein.
- Verwenden Sie gute Fette.
- Essen Sie gute Kohlenhydrate.

- Achten Sie auf eine gute Lebensmittelauswahl: mehr Gemüse und Obst.
- Trennen Sie Essen und Trinken.
- Vermeiden Sie kohlensäure- und zuckerhaltige Getränke.
- Trinken Sie schluckweise.
- Nehmen Sie Vitamine und Mineralstoffe regelmäßig ein.
- Bewegung nicht vergessen! Versuchen Sie, sich so viel wie möglich zu bewegen.

Wie viele Mahlzeiten soll ich essen?

Hierzu gibt es unterschiedliche Meinungen. Wir empfehlen Ihnen drei bis vier Mahlzeiten pro Tag mit einer Pause von vier bis sechs Stunden zwischen den einzelnen Mahlzeiten. Nach dem Essen kommt es aufgrund des Blutzuckeranstiegs zu einer Insulinausschüttung. Insulin sorgt dafür, dass der Zucker (Glukose) aus dem Blut in die Körperzelle aufgenommen und dort zu Energie verbrannt werden kann. Nach den Mahlzeiten oder genauer in den Pausen zwischen den Mahlzeiten wird nur eine kleine Menge an Insulin für weitere Aufgaben im Körper bereitgestellt. Somit kann in diesen Ruhephasen Fettgewebe gut abgebaut werden.

Die Erfahrung zeigt, dass viele Menschen sehr unregelmäßig essen. Sie starten in den Tag ohne Frühstück und essen vielleicht im Laufe des Vormittags ein Stück Obst. Das Mittagessen muss schnell gehen oder fällt aus, da noch eine wichtige Besprechung ansteht. Nachmittags gibt es ein Stück Kuchen, weil der Kollege Geburtstag hat, und abends ist der Heißhunger vorprogrammiert. Es wird zu viel und zu schnell gegessen. Kennen Sie solche Tage?

Hier einige Tipps, wie Sie dem entgegenwirken können:
- Versuchen Sie eine gewisse Struktur in den Tag einzuführen und drei bis vier Mahlzeiten zu essen.
- Essen Sie sich bei diesen Mahlzeiten satt, sodass gar kein Heißhunger zwischen den Mahlzeiten auftreten kann.
- Nehmen Sie sich Zeit für Ihr Essen, essen Sie langsam und kauen Sie gut, jeden Bissen etwa 15- bis 20-mal.
- Versuchen Sie, auf Ihr Sättigungsgefühl zu achten, und genießen Sie Ihr Essen.

So kommen Sie gut durch den Tag

Starten Sie mit einem Frühstück in den Tag. Wenn Sie nur wenig zum Frühstück essen können, so versuchen Sie es wenigstens mit einem Naturjoghurt mit etwas Obst oder ein paar Haferflocken drin oder auch einem Becher Milch.

Nehmen Sie sich Zeit für Ihr Mittagessen. Sollte es am Arbeitsplatz mit dem Essen schwierig sein, so nehmen Sie sich etwas von zu Hause mit. Ein belegtes Brot mit etwas Rohkost (wie z. B. Cocktailtomaten oder eine aufgeschnittene Paprika) schmeckt wunderbar und macht satt.

Wenn Ihr Nachmittag zu lang sein sollte, planen Sie eine Zwischenmahlzeit ein. Nehmen Sie einen selbst gemachten Obstquark oder einen Joghurt von zu Hause mit. Damit kommen Sie abends nicht so ausgehungert nach Hause und können sich in Ruhe um Ihr Abendessen kümmern.

Selbstverständlich können Sie abends auch warm essen. Achten Sie in diesem Fall darauf, hier eine große Gemüseportion zu essen. Gemüse ist eigentlich ideal, da es kaum Kalorien hat und satt macht. Dazu gibt es eine Beilage wie Kartoffeln, Reis oder Nudeln und eine Proteinquelle wie z. B. mageres Fleisch, Fisch oder Hülsenfrüchte.

Haben Sie Gelüste auf etwas Süßes? Auch das ist kein Thema. Essen Sie ein kleines Stück Schokolade einfach als Nachtisch nach Ihrer Hauptmahlzeit. Sie sehen: Gutes Essen, das auch satt macht, muss einfach nur gut organisiert sein.

Warum ist das Protein so wichtig?

Protein, auch Eiweiß genannt, ist ein wesentlicher Bestandteil des Körpers und hat im Organismus verschiedenste Aufgaben:

- Baustein für Zellen und Gewebe (z. B. Muskeln, Organe, Blut)
- Baustein für Enzyme (sind an jedem Stoffwechselvorgang beteiligt)
- Baustein für Hormone
- Bestandteil des Abwehrsystems
- Bestandteil der Blutgerinnung
- Transport von Nährstoffen (z. B. Fette, Eisen)
- Strukturproteine (Kollagene) der Haut, des Bindegewebes und der Knochen
- Keratinstruktur wie Haare und Nägel

Unsere Körperzellen müssen ständig erneuert werden, dafür benötigen sie Proteine. Deshalb ist der Körper auf eine kontinuierliche Proteinzufuhr angewiesen. Proteinreich sind Milch und Milchprodukte, Fisch und Meeresfrüchte, Fleisch, Geflügel, Eier und Hülsenfrüchte.

Pro Tag benötigt unser Körper etwa 0,8 g Protein pro kg Körpergewicht, das bedeutet für einen Menschen mit 75 kg eine Menge von 60 g Protein pro Tag. Das ist mit normalem Essen, also mit einer ausgewogenen Mischkost, gut zu erreichen (siehe Eiweißtabelle auf der Umschlagklappe).

Kann ich Proteindrinks verwenden?

Sie können in der Flüssigphase vor der OP eine Mahlzeit durch einen Proteindrink ersetzen und dies auch in der Flüssigphase nach der OP fortführen. Die Proteindrinks sind aber ebenfalls nur als Hilfsmittel zu sehen und sollten keine Dauerlösung sein. Das Ziel ist, mit natürlichen Lebensmitteln auf eine ausreichende Proteinmenge zu kommen. Dies kann insbesondere direkt nach der OP schwierig werden, sodass die Proteindrinks in dieser Zeit eine gute Hilfe sind.

Im Handel gibt es eine Vielzahl an Produkten. Sie können Ihr Proteinpulver mit verschiedensten Geschmacksrichtungen im Drogeriemarkt, im Supermarkt/Discounter, im Fitness-Studio, in der Apotheke oder über das Internet bekommen. Bitte achten Sie darauf, dass Sie ein Proteinpulver kaufen, das im Schnitt 80 g Protein auf 100 g Pulver aufweist. Diese Angabe finden Sie in der Nährwertanalyse.

Testen Sie Proteindrinks: Probieren Sie die Proteindrinks ruhig in der Flüssigphase vor der OP aus. So können Sie bereits verschiedene Geschmacksrichtungen austesten und wissen genau, welche Sie in der Zeit nach der OP trinken möchten.

Welche Fette soll ich essen?

Zunächst einmal ist Fett als Träger von Geschmacks- und Aromastoffen wichtig für den guten Geschmack unseres Essens. Doch Fett hat noch andere wichtige Aufgaben im Körper zu erfüllen:

- Energielieferant: Fett liefert die meisten Kalorien (1 g Fett = 9 kcal, 1 g Protein = 4 kcal, 1 g Kohlenhydrate = 4 kcal).
- Lieferant der essenziellen Fettsäuren
- verantwortlich für die Aufnahme der fettlöslichen Vitamine A, D, E und K
- Kälteschutz: Das Unterhautfettgewebe bildet eine gute Isolierschicht und schützt den Körper vor Verlust von Körperwärme
- polstert und schützt empfindliche Organe wie Nieren und Augen

Fette, genauer die Fettsäuren, unterscheiden sich in ihrem Aufbau. Sie können nach ihrem chemischen Aufbau in gesättigte, einfach ungesättigte und mehrfach ungesättigte Fettsäuren unterteilt werden:

- Gesättigte Fettsäuren sind überwiegend in tierischen Lebensmitteln wie Fleisch- und Wurstwaren, aber auch in Kokosfett zu finden. Da diese Fettsäuren den Cholesterinspiegel im Blut ansteigen lassen können, sollten

sie nicht in zu großen Mengen gegessen werden.
- Einfach ungesättigte Fettsäuren sind insbesondere im Olivenöl enthalten. Sie können das schlechte Cholesterin in unserem Blut, das LDL-Cholesterin, senken. Auch Rapsöl ist eine gute Quelle für diese Fettsäuren.
- Mehrfach ungesättigte Fettsäuren können nochmals in Omega-6- und Omega-3-Fettsäuren unterteilt werden. Hierzu gehören auch die beiden essenziellen (lebensnotwendigen) Fettsäuren Linolsäure und α-Linolensäure. Die Omega-3-Fettsäuren sind wahre Tausendsassas und haben viele positive Effekte im Organismus. So sind sie beispielsweise ein Schutzfaktor gegen Herz-Kreislauf-Erkrankungen (senken Triglyceride, erhöhen das gute HDL-Cholesterin), haben einen positiven Einfluss auf den Blutdruck, verbessern die Fließeigenschaften des Blutes und sind entzündungshemmend. Omega-3-Fettsäuren sind in fettreichen Fischen wie Makrele, Hering oder Lachs zu finden sowie in Raps-, Walnuss- und Leinöl und Chia-Samen.

Seien Sie sparsam: Da Fett die meisten Kalorien liefert, sollten Sie sparsam damit umgehen. Achten Sie darauf, Fette guter Qualität (z. B. Raps- und Olivenöl) zu verwenden.

Wie ist das nun mit Kohlenhydraten?

Kohlenhydrate sind immer wieder in der Diskussion. Soll nun an Kohlenhydraten gespart werden, insbesondere abends, oder kann ich vielleicht doch meine Scheibe Brot essen? Muss ich »Low Carb« essen? Hier gibt es zunächst Entwarnung. Die Kohlenhydrate sind nicht Ihr Feind und auch nicht – in der richtigen Form gegessen – die bösen Dickmacher. Das Gegenteil ist der Fall: Kohlenhydrate erfüllen im Körper ebenfalls wichtige Funktionen.

Kohlenhydrate
- sind wichtig zur Deckung unseres Energiebedarfs,
- sind als Blutzucker die zentrale Energie in unserem Körper und werden bevorzugt zur Energiegewinnung genutzt,
- sind wichtig für die Fettverbrennung und
- beeinflussen, je nach Menge und Qualität, unsere Sättigung.

Auch Kohlenhydrate können nach ihrem chemischen Aufbau unterschieden werden:

- Einfachzucker: Die beiden wichtigsten sind Traubenzucker (Glukose) und Fruchtzucker (Fructose).
- Zweifachzucker: Dazu zählen Haushaltszucker (Saccharose)

sowie Malzzucker (Maltose) und Milchzucker (Lactose).

- Mehrfachzucker: Hierzu gehören Stärke und einige Ballaststoffe.

Problematisch ist in diesem Zusammenhang der hohe Zuckerkonsum. Dadurch bekommt der Körper jede Menge leerer Kalorien. Bedenken Sie, dass beispielsweise in einer Literflasche Limonade im Schnitt 100 g Zucker enthalten sind, die dem Körper 400 Kalorien liefern! Auch Milchgetränke haben jede Menge Zucker. So trinken Sie mit 500 ml Fruchtbuttermilch oder Trinkjoghurt auch gleich 50 g Zucker mit. Süßigkeiten können ebenfalls wahre Zuckerbomben sein und diese Liste ist beliebig fortzuführen.

Kohlenhydrate hingegen, die Stärke liefern und gleichzeitig Ballaststoffe enthalten, wie Kartoffeln, Vollkornbrot, Haferflocken, Reis und Teigwaren, sollten Sie essen. Sie liefern wertvolle Vitamine und Mineralstoffe und haben einen hohen Sättigungswert. Zudem sind Ballaststoffe wichtig für eine gute Darmtätigkeit.

Kohlenhydrate sind erlaubt: Essen Sie ruhig zu jeder Mahlzeit Kohlenhydrate. Sie bekommen dadurch eine gute Sättigung und ein tolles Geschmackserlebnis!

Wie viel Obst und Gemüse soll ich essen?

Gemüse und Obst schmecken nicht nur gut, sie haben auch eine gesundheitsfördernde Wirkung aufgrund vieler wertvoller Inhaltsstoffe. Vitamine, Mineralstoffe und sekundäre Pflanzenstoffe sorgen dafür, dass wir uns wohlfühlen und gesund bleiben. Zudem senkt das regelmäßige Essen von Obst und Gemüse das Risiko, an Krebs oder Herz-Kreislauf-Erkrankungen zu erkranken.

Da bei uns aber nicht genügend Obst und Gemüse gegessen werden, wurde die Kampagne »5 am Tag« (www.5amTag.de) ins Leben gerufen. Das bedeutet, jeder soll fünf Portionen Gemüse und Obst am Tag essen, genauer drei Portionen Gemüse und zwei Portionen Obst. Die Maßeinheit für eine Portion ist die eigene Hand, also eine Handvoll. Insgesamt kommen Sie damit auf etwa 650 g Obst und Gemüse pro Tag.

So gelingt »5 am Tag«: Starten Sie den Tag mit einer Portion Obst in Ihrem Müsli, zum Mittagessen gibt es einen Salat als Vorspeise und Gemüse als Beilage zum Hauptgericht. Abends können Sie zum Brot rohes Gemüse (z. B. Tomaten) oder einen Salat essen und zum Nachtisch gibt es ein Stück Obst. So einfach kann

»5 am Tag« sein! Bevorzugen Sie saisonale Produkte und verbinden Sie den Einkauf mit einem kleinen Bummel über den Markt. Somit haben Sie auch ein bisschen Bewegung.

Vor der OP können Sie diese Empfehlung problemlos umsetzen. Nach der OP sollen Sie auch Gemüse und Obst essen, Sie werden aber diese Mengen einfach nicht mehr schaffen. Damit Sie gut versorgt sind, müssen Sie nach der OP regelmäßig und ein Leben lang Vitamine und Mineralstoffe zusätzlich einnehmen.

Was muss ich bei Getränken beachten?

Zunächst einmal sollten Sie darauf achten, ausreichend zu trinken. Wünschenswert sind 1½–2 l pro Tag. Der eigentliche Bedarf hängt von verschiedenen Faktoren wie beispielsweise Schwitzen (sehr heißes Klima oder körperliche Anstrengung), Medikamenteneinnahme und Erkrankungen wie Fieber, Erbrechen oder Durchfall ab. In Vorbereitung auf die OP sollten Sie folgende Punkte beherzigen:

Trennen Sie Essen und Trinken: Üben Sie im Vorfeld, Essen und Trinken zu trennen. Dies ist ein sehr wichtiger Punkt nach der OP. Sie sollten

Das Trinktagebuch

Wenn es Ihnen schwerfällt, so schreiben Sie ein Trinktagebuch, in dem Sie genau notieren, was und wie viel Sie wann getrunken haben. So bekommen Sie einen guten Überblick und üben für die Zeit nach der Operation. Es gibt auch verschiedenste Apps, die Ihnen helfen, genügend zu trinken.

30 Minuten vor dem Essen mit dem Trinken aufhören und frühestens 30 Minuten nach dem Essen wieder damit beginnen.

Trinken Sie schluckweise: Üben Sie schon vor der OP, schluckweise zu trinken. Auch das ist nach der OP außerordentlich wichtig, da Sie dann nur noch kleine Schlucke trinken können. Vergessen Sie tagsüber das Trinken und holen Sie abends alles nach? Das können Sie vor der OP problemlos machen. Nach der OP geht das nicht mehr. Nehmen Sie also immer etwas zu trinken mit und trinken Sie kontinuierlich.

Was kann ich trinken?

Der beste Durstlöscher ist und bleibt Mineralwasser. Wenn es Ihnen pur nicht schmeckt, können Sie Mineralwasser gerne mit Zitrone, Limette oder Kräutern wie Minze oder Zitronenmelisse verfeinern, um einen frischeren Geschmack zu bekommen. Im Hinblick auf die OP sollten Sie stilles Mineralwasser bevorzugen. Falls Sie sich noch nicht so wirklich mit stillem Wasser angefreundet haben, testen Sie einmal Produkte aus verschiedenen Quellen. Sie werden merken, dass es auch hier deutliche Geschmacksunterschiede gibt. Meist schmeckt das stille Wasser aus Glasflaschen auch noch etwas besser.

Sollten Sie etwas süßen Geschmack in Ihrem Wasser benötigen, so können Sie etwas zuckerfreies Getränkepulver oder zuckerfreien Sirup dazugeben. Wichtig ist, dass Sie ausreichend trinken. Stilles Wasser mit Geschmack, meist als »Wellness-Getränk« im Handel, ist aufgrund seines Fruchtzuckergehalts nicht zu empfehlen. Fruchtsäfte haben meist einen hohen Zuckergehalt (100 ml = ca. 10 g Zucker). Essen Sie lieber das Obst und bleiben Sie bei Ihrem Mineralwasser.

Auch Kräuter- und Früchtetees sind gute Durstlöscher, dazu sind sie auch noch kalorienfrei! Diese können Sie für ein anderes Geschmackserlebnis auch mit Limette oder Früchten variieren (siehe Rezepte Getränke Seite 134). Kaffee, schwarzen und grünen Tee können Sie ebenfalls trinken, gerne auch mit einem Schluck Milch.

Alkohol gehört selbstverständlich nicht zu den Getränken, sondern zu den Genussmitteln. Sie sollten äußerst sparsam damit umgehen, da alkoholische Getränke neben dem Genuss eben auch Kalorien für Sie bereithalten.

Muss ich schon vor der OP Vitamine einnehmen?

Zahlreiche Untersuchungen zeigen, dass viele Adipositas-Patienten Mangelerscheinungen bei bestimmten Vitaminen und Mineralstoffen haben. Kritische Nährstoffe sind hier insbesondere Vitamin D, Eisen, Vitamin B_{12} und Vitamin B_1. Ursache für eine unzureichende Versorgung mit diesen Vitaminen und Mineralstoffen sind oft schlechte Essgewohnheiten, wie bevorzugtes Essen von Lebensmitteln, die wenig der genannten Nährstoffe enthalten. Vitamin B_1 ist beispielsweise in Vollkornprodukten, Hülsenfrüchten und Kartoffeln zu finden. Solche Mangelerscheinungen sollten auf jeden Fall im Vorfeld der OP ausgeglichen werden.

Zunächst sollten Sie diese Laborwerte beim Arzt bestimmen lassen. In vielen Fällen müssen Sie die Laborkosten dafür selbst tragen. Das besprechen Sie bitte mit Ihrem Arzt bzw. Ihrem Adipositas-Zentrum.

Sie sollten mit Ihrem Ernährungstherapeuten Ihre Essgewohnheiten so gestalten, dass Sie abwechslungsreich essen und mit den erforderlichen Nährstoffen gut versorgt werden können. In vielen Fällen reicht das aber nicht aus. Sie benötigen dann Vitamine und Mineralstoffe als Ergänzung zu Ihrem Essen in Form eines Multivitaminpräparats.

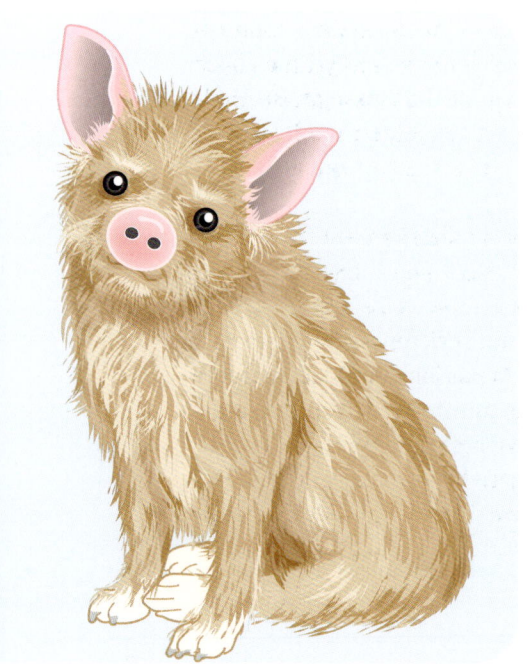

Vitamin D muss besonders häufig supplementiert werden. Untersuchungen haben ergeben, dass 60–80 % der Menschen vor der Adipositas-OP einen Vitamin-D-Mangel haben. Hier sollten Sie nach Rücksprache mit Ihrem Arzt und Ernährungstherapeuten aus dem Adipositas-Zentrum auf jeden Fall Vitamin D in entsprechender Dosierung einnehmen, um einen Mangel bereits vor der OP auszugleichen.

Welche Bewegung ist gut für mich?

Bewegung gehört zum Leben dazu. Versuchen Sie sich im Rahmen Ihrer Möglichkeiten mehr zu bewegen. Wünschenswert ist eine halbe Stunde pro Tag, Sie sollen leicht ins Schwitzen kommen. Die Bewegung fällt Ihnen vor der OP wahrscheinlich noch schwer, aber versuchen Sie es trotzdem. Besprechen Sie auch mit Ihrem Arzt, welche Bewegungsarten für Sie geeignet sind.

Überlisten Sie täglich Ihren kleinen »Schweinehund« und motivieren Sie sich mit einem Schrittzähler, einem Fitness-Armband oder auch einer App für Ihr Smartphone. Erhöhen Sie Ihre Alltagsaktivität. Versuchen

◁ Und wenn er noch so süß aussieht – manchmal müssen wir unseren inneren Schweinehund überlisten!

Sie, die ein oder andere Besorgung zu Fuß zu erledigen. Lassen Sie das Auto ruhig auch mal stehen. Überlegen Sie sich, was Ihnen Freude machen würde. Haben Sie früher gerne getanzt? Dann stellen Sie zu Hause die Musik an und tanzen Sie drauflos. Oder verabreden Sie sich zum Schwimmen, zu zweit ist es leichter und Sie können sich gegenseitig unterstützen. Versuchen Sie es mit Nordic Walking, einer wunderbaren Bewegungsmöglichkeit. Sie sehen, es gibt sehr viele Möglichkeiten. Fangen Sie gleich damit an!

Kann ich vegetarisch essen?

Sie können sowohl vor als auch nach der OP durchaus vegetarisch essen. Gute Eiweißquellen sind für Sie dann Milch und Milchprodukte, Eier und Hülsenfrüchte. Achten Sie darauf, dass Sie mit diesen Lebensmitteln auf Ihre erforderliche Eiweißmenge kommen und wählen Sie gute Eiweißkombinationen (siehe »Wie viel Protein muss ich jetzt essen?« Seite 31).

Ich mag keine Milchprodukte – was tun?

In diesem Fall fällt eine gute Eiweißquelle für Sie weg. Sie können aber in der Flüssigphase vor der OP

und auch danach auf Ihre Eiweißmenge kommen, wenn Sie häufiger
Suppe essen und diese entsprechend mit Eiweißquellen wie
beispielsweise der Thunfischcreme
(Seite 121) oder Eiern verfeinern.

Ich arbeite nachts – wann soll ich essen?

Auch bei Schichtarbeit sollten Sie
auf regelmäßiges Essen achten.
Wenn Sie nachts arbeiten, werden
Sie sicherlich mit drei Mahlzeiten
nicht auskommen. Sie können dann
gerne eine vierte oder auch fünf-
te Mahlzeit essen, damit Sie satt
werden. Besprechen Sie dies vor der
OP mit Ihrer Ernährungsfachkraft,
damit Sie genau wissen, was nach
der OP auf Sie zukommt.

Wo finde ich eine Selbsthilfegruppe?

Es gibt drei große Adipositas-Selbst-
hilfe-Organisationen, bei denen
Sie jede Menge Informationen zu
Adipositas, zur Operation, zu Selbst-
hilfegruppen und zu Informations-
veranstaltungen bekommen.

Es handelt sich hierbei um: Adipositas Verband Deutschland e.V.
(www.adipositasverband.de);
Adipositas-Chirurgie Selbsthilfe
Deutschland e.V. (www.acsdev.de)

und AdipositasHilfe Deutschland
e.V. (www.adipositashilfe-deutsch-
land.de)

Schwanger werden – geht das nach der OP?

Selbstverständlich können Sie
nach der OP schwanger werden.
Bedenken Sie bitte, dass durch die
Gewichtsabnahme die Fruchtbar-
keit erhöht wird. In den ersten 18
Monaten nach der OP sollten Sie
jedoch nicht schwanger werden.
Nutzen Sie diese Zeit für eine gute
Gewichtsabnahme und verhüten Sie
entsprechend. Die Pille ist als Verhütungsmittel nicht mehr sicher, da
sie je nach OP-Verfahren nicht mehr
richtig aufgenommen werden kann.
Besprechen Sie Möglichkeiten der
Verhütung in Ihrem Adipositas-Zentrum oder mit Ihrem Gynäkologen.

Nehmen Sie weiterhin regelmäßig
Ihre Supplemente ein, damit Sie gut
versorgt in eine Schwangerschaft
starten können. Die weitere Supplementation können Sie in Ihrem
Adipositas-Zentrum besprechen.

14 Tage Flüssigphase vor der OP

Wir empfehlen die Durchführung
einer 14-tägigen Flüssigphase.
Flüssig bedeutet hier (wie auch

nach der OP), dass Ihr Essen nicht
dickflüssiger als Joghurt sein sollte.

Beherzigen Sie in dieser Zeit nach
wie vor die Umsetzung Ihrer neuen
Gewohnheiten und bewegen Sie
sich weiterhin. Essen Sie sich täglich
mit drei proteinreichen Mahlzeiten
satt und trinken Sie nach wie vor
genügend zwischen den Mahlzeiten.

In der Flüssigphase werden Sie Gewicht abnehmen, was Sie zusätzlich
beflügeln wird. Der Hauptgrund für
die Durchführung der Flüssigphase
ist jedoch ein anderer. Ziel ist eine
Verkleinerung der Fettleber, die bei
den meisten Betroffenen vorhanden
ist. Somit können Sie Ihr OP-Risiko
vermindern. Außerdem kommen
Sie besser in den Rhythmus nach
der OP, da die Flüssigphase direkt
danach fortgesetzt wird, nur eben
mit kleineren Portionen.

Falls Sie Medikamente bei Bluthochdruck oder blutzuckersenkende Tabletten einnehmen oder
Insulin spritzen, so besprechen Sie
die Anpassung der Medikamente
bitte mit Ihrem Arzt. Durch die
Gewichtsabnahme bzw. die ge-
ringere Kohlenhydratmenge ist in
vielen Fällen eine Reduzierung der
Medikamente möglich.

Ihre Ernährung nach der OP

Sie haben es geschafft! Der Grundstein für eine erfolgreiche Gewichtsabnahme ist gelegt. Nun heißt es, die Flüssigphase nach der OP und die Umstellungsphase erfolgreich zu gestalten und die neuen Ess- und Bewegungsgewohnheiten zu üben.

Zunächst einmal erwarten Sie die allgemeinen Ernährungsempfehlungen nach der Adipositas-OP, die Sie schon aus der Vorbereitung auf die OP kennen.

Ernährungsempfehlungen nach der Adipositas-OP in Kürze:

- Essen Sie vier Mahlzeiten.
- Achten Sie auf die Portionsgröße (150 ml).
- Nehmen Sie sich Zeit fürs Essen, essen Sie langsam und kauen Sie gut.
- Achten Sie auf Ihr Hunger- und Sättigungsgefühl.
- Achten Sie auf ausreichend Protein (60–80 g/Tag, bei BPD/BPD-DS 80–100 g/Tag).
- Essen Sie gute Fette und gute Kohlenhydrate.
- Genießen Sie Ihr Essen.

- Essen Sie kleine Portionen Gemüse und Obst.
- Trennen Sie Essen und Trinken.
- Vermeiden Sie kohlensäure- und zuckerhaltige Getränke.
- Trinken Sie schluckweise.
- Schreiben Sie zu Beginn ein Ernährungstagebuch.
- Nehmen Sie Vitamine und Mineralstoffe regelmäßig ein.
- Bewegen Sie sich regelmäßig!

Wie viele Mahlzeiten soll ich essen?

Da Sie nur kleine Portionen essen können, sollten Sie vier kleine Mahlzeiten pro Tag essen. Achten Sie darauf, dass Sie eine Zeitspanne von etwa vier Stunden zwischen den einzelnen Mahlzeiten haben.

In dieser Zeit können Sie dann in Ruhe trinken. Bitte lassen Sie keine Mahlzeit ausfallen, sonst wird es schwierig, die gewünschte Menge von 60–80 g Eiweiß pro Tag zu erreichen.

Ihre Portionen sind nun recht klein und haben zu Beginn eine Größe von etwa 150 ml. Es kann durchaus sein, dass Sie diese Portion direkt nach der OP nicht schaffen. Achten Sie nach wie vor darauf, langsam zu essen, und hören Sie beim ersten Anzeichen einer Sättigung auf, auch wenn Sie noch nicht alles aufgegessen haben – Sie müssen den Teller nicht leer bekommen. Durch langsameres Essen können Sie Ihr Sättigungsgefühl besser wahrnehmen. Nehmen Sie sich Zeit, kauen Sie gut und genießen Sie Ihr Essen.

Gute Lebensmittelkombinationen für die Proteinversorgung

Kombination	Beispiel
Kartoffel + Ei	Kräuter-Tortilla (Seite 84)
	Bauernpfanne (Seite 111)
	Kartoffeln mit grüner Soße und Ei (Seite 85)
Kartoffel + Milchprodukt	Pellkartoffel mit Quark (Seite 77)
	Kohlrabisuppe (Seite 60)
	Überbackener Brokkoli (Seite 99)
Getreide + Hülsenfrüchte	Kichererbsencreme mit Brot (Seite 117)
	Linsen-Dal (Seite 94)
	Kidneybohnencreme mit Brot (Seite 116)
Getreide + Milchprodukt	Frühlingsquark mit Radieschen und Brot (Seite 81)
	Beerenmüsli (Seite 79)
	Nudelauflauf (Seite 90)
	Taboulé mit Schafskäse (Seite 87)

Wie viel Protein muss ich jetzt essen?

Jetzt ist es besonders wichtig für Sie, darauf zu achten, genügend Protein zu essen. Im Schnitt sollten Sie nach einer Schlauchmagen- oder Bypassoperation 60–80 g Protein pro Tag essen. Bei BPD/BPD-DS müssen es sogar 80–100 g pro Tag sein.

Den Proteinbedarf können Sie auch selbst errechnen: Sie benötigen etwa 0,8–1,0 g Protein pro kg Körpergewicht. Diese Angabe bezieht sich auf das Normalgewicht, d. h., ein Mensch mit einer Größe von 170 cm hat ein Normalgewicht von 70 kg (170 cm – 100 = 70 kg). Dies entspricht einer Menge von 56–70 g Protein pro Tag. Somit sind Sie gut versorgt, wenn Sie sich an 60–80 g Protein pro Tag orientieren.

Direkt nach der OP ist es schwierig, diese Menge mit normalen Lebensmitteln zu erreichen. Deshalb sollten Sie in der Anfangsphase weiterhin Ihr Proteinpulver zur Unterstützung verwenden. Das soll keine Dauerlösung sein, sondern Ihnen zu Beginn eine ausreichende Proteinaufnahme ermöglichen.

Achten Sie darauf, Ihr Protein zuerst zu essen, also essen Sie drei Gabeln der Proteinquelle, eine Gabel Gemüse und Beilage, drei Gabeln Protein usw. Somit sind Sie gut versorgt.

Es gibt verschiedene Lebensmittelkombinationen, die besonders hochwertige Proteine liefern.

Was muss ich bei Fetten, Kohlenhydraten, Gemüse und Obst beachten?

Achten Sie weiterhin auf eine gute Fettqualität. Da Sie nur noch so kleine Portionen essen können, darf es auch ein Käse mit 45 % F. i. Tr. (Fett in der Trockenmasse) sein. Das bisschen, das Sie essen können, darf Ihnen auch richtig schmecken.

Essen Sie auch zukünftig Kohlenhydrate. Sie schaffen zwar nur kleine Mengen, wie beispielsweise 50 g Kartoffel als Beilage, aber diese sollten Sie auch essen. Zur Vorstellung: Das ist eine Kartoffel, die etwas kleiner ist als ein Hühnerei.

Gemüse und Obst sollten ebenfalls auf Ihrem Speiseplan stehen. Auch hier sind die Mengen überschaubar geworden. Eine Gemüseportion im Rahmen des Hauptgerichtes entspricht etwa 50–60 g. Bevorzugen Sie saisonales Gemüse; ungewürztes Tiefkühlgemüse können Sie ebenso verwenden. Und wie wäre es einmal mit einem Salat? Frisches Obst schmeckt gut in einer Quarkspeise oder in Joghurt und kann in dieser Form als vierte Mahlzeit gut gegessen werden.

Was muss ich bei Getränken beachten?

Wie vor der OP sollten Sie nach wie vor darauf achten, ausreichend zu trinken und Ihre neuen Trinkgewohnheiten weiterhin zu trainieren.

Essen und Trinken trennen: Dies haben Sie vor der OP schon fleißig geübt. Trennen Sie weiterhin Essen und Trinken nach der 30 : 30-Regel. Nach der OP ist dies außerordentlich wichtig, da sonst ein Sättigungsgefühl aufgrund des Getränks entsteht und das Essen nicht mehr in ausreichender Menge aufgenommen werden kann. Beim Magenbypass kann die Kombination von Essen und Trinken zudem zu einem Frühdumping-Syndrom (Seite 44) führen.

Schluckweise trinken: Empfohlen wird eine Trinkmenge von 150–300 ml pro Stunde. Nehmen Sie sich immer etwas zu trinken mit, damit Sie auf eine ausreichende Trinkmenge von etwa 1½–2 l pro

Tag kommen. Trinken Sie in kleinen Schlucken.

Stilles Mineralwasser: Das Getränk Ihrer Wahl sollte nach wie vor stilles Mineralwasser sein. Wenn Ihnen etwas Geschmack darin fehlt, so können Sie in den ersten vier Wochen nach der OP Minze oder Zitronenmelisse zugeben. Nach der Flüssigphase können Sie gerne auch etwas Limettensaft, ein paar Spritzer Zitrone oder ein paar Beeren zur Aromatisierung zugeben. Wenn Sie es süßer möchten, können Sie etwas zuckerfreien Sirup oder zuckerfreies Getränkepulver als Geschmack in das Wasser rühren.

Kohlensäure- und zuckerhaltige Getränke vermeiden: Kohlensäurehaltige Getränke sind nicht geeignet, da sie zu einer Ausdehnung des kleinen Magens führen können. Zudem können Unverträglichkeiten wie Magenschmerzen oder Druckgefühl auftreten.

Zuckerhaltige, süße Getränke wie Säfte, Limonaden und Energiedrinks sind aufgrund des hohen Zuckergehalts (100 ml enthalten im Schnitt 10 g Zucker) nicht zu empfehlen. Zum einen liefern sie unnötige Zuckermengen und damit Kalorien. Zum anderen können sie, insbesondere bei Magenbypass, zu einem Spätdumping-Syndrom (Seite 44) führen.

Ein Strohhalm hilft!

Sollten Ihnen dies schwerfallen, so trinken Sie zu Beginn mit einem Strohhalm. Damit können Sie Ihre kleinen Schlucke besser üben.

»Light«- und »Wellness«-Getränke vermeiden: Diese Getränke haben zwar meist etwas weniger Kalorien, sind aber oft mit Fruchtzucker gesüßt und deshalb nicht geeignet.

Tee: In der Flüssigphase nach der OP können Sie jede Art von Kräutertee oder auch Roibuschtee trinken. Nach Ende dieser Zeit können Sie dann wieder Früchtetee, schwarzen und grünen Tee trinken und diese ebenso wie vor der OP mit verschiedenen Zutaten geschmacklich verfeinern (siehe Rezepte Getränke Seite 134).

Kaffee: In der Flüssigphase können Sie Getreidekaffee, gerne auch mit einem Schluck Milch, trinken. Richtigen Kaffee können Sie ebenfalls nach Ende der Flüssigphase wieder genießen, ebenfalls gerne mit etwas Milch.

Alkohol: Alkoholische Getränke sind prinzipiell nicht verboten. Empfehlenswert ist jedoch, den Alkohol in den ersten sechs Monaten wegzulassen. Dies ist die Zeit der stärksten Gewichtsabnahme und diese Zeit sollten Sie für sich ausnutzen ohne jeglichen Störfaktor. Beachten Sie, dass Sie wahrscheinlich nur noch sehr kleine Mengen an Alkohol vertragen können. Um Ihnen eine Vorstellung zu geben: Eine unserer Patientinnen war nach einer Schnapspraline betrunken!

Lassen Sie sich von tollen alkoholfreien Getränken wie der Maibowle (Seite 138) inspirieren.

Wie sieht die Flüssigphase nach der OP aus?

Die sog. Flüssigphase sollten Sie für vier Wochen, gerechnet ab Tag der OP, durchführen. Diese Phase ist wichtig, damit die neuen Nahtverbindungen an Magen und Dünndarm gut verheilen können.

Am ersten Tag nach der OP dürfen Sie Kräutertee oder stilles Wasser trinken, sobald Ihnen der Chirurg das Okay dazu gibt. Abends gibt es eine Tasse Gemüsebrühe.

Phase 1 (4 Wochen lang ab Tag der OP) ▶ **Phase 2** (Umstellungsphase für 2–3 Tage) ▶ **Phase 3** (langfristige Ernährung)

⬙ Kostaufbau nach der OP

Am zweiten postoperativen Tag gibt es etwas zu essen. Sie bekommen vier Mahlzeiten pro Tag, bestehend aus Quarkspeise mit Fruchtmus, pürierter Gemüsesuppe oder Naturjoghurt. Trinken können Sie wie am Tag zuvor. Die folgenden Tage verlaufen weiter nach diesem Schema. Die Portionsgröße nach der OP beträgt etwa 150 ml, das Essen sollte nicht dicker als Joghurt sein.

Der Begriff Flüssigphase ist hier eventuell etwas irreführend, da es sich eigentlich um eine pürierte Kost handelt. Zu Hause essen Sie dann nach demselben Prinzip weiter. Üben Sie nach wie vor jeden Tag Ihre neuen Gewohnheiten, die Checkliste im Buchumschlag kann Ihnen dabei auch weiterhin behilflich sein.

Die Grundregeln gelten weiterhin:
Nehmen Sie sich Zeit, essen Sie langsam, genießen Sie und hören Sie auf zu essen, sobald sich Ihr Sättigungsgefühl meldet. Achten Sie weiterhin darauf, Essen und Trinken ganz konsequent zu trennen. Versuchen Sie vier Mahlzeiten pro Tag zu essen und achten Sie dabei insbesondere auf das Protein.

Wie kann ich in der Umstellungsphase essen?

Nach der Flüssigphase sollten Sie die Umstellungsphase für zwei bis drei Tage durchführen. Ihr Essen muss aber nicht mehr püriert sein, Sie können also endlich wieder kauen!

Richten Sie Ihr Essen schön auf einem Kuchenteller an. Achten Sie darauf, zuerst Ihre Proteinquelle zu essen, dann das Gemüse und die Beilage. Die Grundregel ist wieder: drei Gabeln von Ihrer Proteinquelle, eine Gabel Gemüse und Beilage, dann wieder Protein usw. Üben Sie nach wie vor Ihre neuen Gewohn-

Getränke in Kürze

Direkt nach der OP (Phase 1): stilles Mineralwasser (aromatisiert mit Pfefferminze, Zitronenmelisse oder Gurkenstreifen; für den süßeren Geschmack: Zugabe von Beeren, zuckerfreiem Getränkepulver oder Sirup), Kräutertee, Getreidekaffee und Roibuschtee. Zusätzlich ab der Umstellungsphase (Phase 2): Kaffee, Früchtetee, schwarzer und grüner Tee

heiten ein, essen Sie langsam und hören Sie beim ersten Anzeichen einer Sättigung auf.

Was kann ich langfristig essen?
Nun heißt es herauszufinden, was Sie vertragen. Am besten schreiben Sie in dieser Zeit nochmals ein Ernährungstagebuch. Hier können Sie genau notieren, was Sie in welchen Mengen gegessen haben und ob die verschiedenen Lebensmittel bekömmlich für Sie waren. Dadurch bekommen Sie einen guten Überblick, welche Lebensmittel Sie vertragen und ob Sie auch genügend Eiweiß essen.

Wann kann ich mit der Bewegung anfangen?
In der ersten Zeit nach der OP fällt Ihnen die Bewegung sicherlich noch schwer. Kleine Spaziergänge und mehr Alltagsaktivität werden in dieser Zeit Ihre körperliche Bewegung sein. Sobald Ihnen der Arzt des Adipositas-Zentrums grünes Licht gibt, was meist beim ersten Nachsorgetermin etwa vier bis sechs Wochen nach der OP der Fall ist, können Sie mehr machen. Die Wunden sind nun gut verheilt, Sie können wieder zum Schwimmen oder zur Aquagymnastik, zügiger spazieren gehen oder sogar bald aufs Laufband.

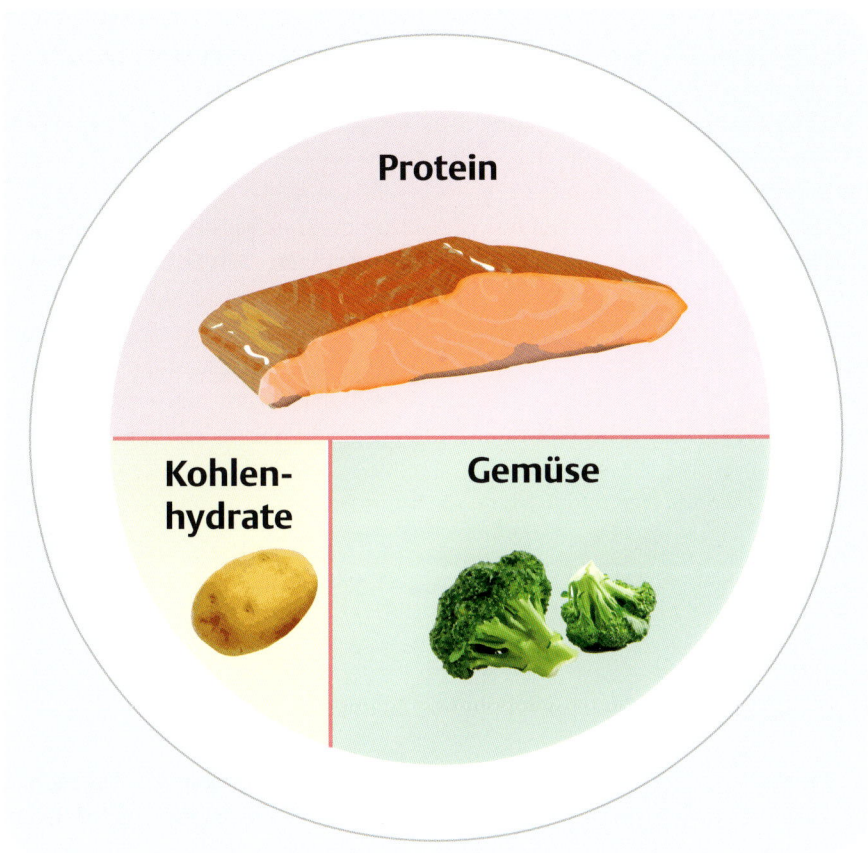

◀ So sollten nach der OP die Portionsmengen auf Ihrem Teller verteilt sein.

und erreichen damit nicht die empfohlenen Mengen an Vitaminen und Mineralstoffen. Zum anderen können nach Adipositas-OPs wie beispielsweise dem Magenbypass und dem Ein-Anastomosen-/Mini-Magenbypass (OAGB/MGB) nicht mehr alle Nährstoffe zu 100 % aufgenommen werden, da ein Teil des Darms ausgeschaltet wurde.

Die Einnahme der Supplemente ist ein absolutes Muss, das kann nicht oft genug betont werden.

Am besten beginnen Sie mit der Einnahme der Supplemente direkt in der Flüssigphase nach der OP. In dieser Zeit sollen Sie keine Tabletten als Ganzes einnehmen, es gibt aber wunderbare Alternativen in Pulverform, Granulat zum Auflösen oder auch als Kau- oder Brausetablette. Da die Brausetablette stark sprudelt, lassen Sie das Glas erst etwas stehen. Nach der Flüssigphase können Sie die Supplemente auch wieder in Tablettenform einnehmen und schlucken.

Die Kosten für die Vitamine und Mineralstoffe werden in der Regel nicht von den Krankenkassen übernommen, da es sich hierbei um Nahrungsergänzungsmittel handelt

Beginnen Sie langsam mit der Bewegung und steigern Sie diese im Laufe der Zeit. Sie sollten sich täglich etwa 30 Minuten bewegen und dabei leicht ins Schwitzen kommen.

Suchen Sie die Gesellschaft: Wenn Sie nicht alleine loswollen, so verabreden Sie sich mit Freunden oder Bekannten, in der Gemeinschaft macht die Bewegung deutlich mehr Freude. Auch bei Turnvereinen und Krankenkassen finden Sie ein ansprechendes Angebot an verschiedenen Kursen.

Supplemente

Zur Vermeidung von Mangelerscheinungen müssen Sie nach der Operation regelmäßig Vitamine und Mineralstoffe, sogenannte Supplemente, einnehmen. Zum einen können Sie aufgrund der Operation nur noch kleine Portionen essen

und nicht um Medikamente. Die Kosten hierfür sind aber in einem überschaubaren Rahmen. Besprechen Sie in Ihrem Adipositas-Zentrum, was Sie einnehmen sollen.

Multivitamin

Sie benötigen täglich ein Multivitamin mit folgenden Inhaltsstoffen: B-Vitamine, Vitamin C mit Eisen, Folsäure, Selen, Zink und die fettlöslichen Vitamine A, E und K.

Bei einer Schlauchmagenoperation benötigen Sie zu Beginn 200 % der empfohlenen täglichen Zufuhr (siehe Tabelle Seite 38). Im Langzeitverlauf kann die Dosierung an die aktuellen Laborwerte angepasst werden.

Beim Magenbypass und dem Ein-Anastomosen-/Mini-Magenbypass (OAGB/MGB) benötigen Sie ebenfalls 200 % der empfohlenen täglichen Zufuhr. Diese höhere Menge ist erforderlich, da bei den Bypassoperationen ein Teil des Darms umgangen wird. Sie benötigen somit eine größere Menge, um eine ausreichende Aufnahme sicherzustellen. Die Angaben zum Vitamingehalt finden Sie auf jeder Packung eines Multivitamins.

◆▶ Nährwertanalyse auf der Verpackung eines Multivitamin-Präparates.

Bitte nehmen Sie keine »Langzeit-Multivitamine« oder Präparate mit Depotfunktion. Sollten Sie Durchfälle bekommen, können die Vitamine und Mineralstoffe nicht mehr ausreichend aufgenommen werden. Zudem sollten Sie keine magensaftresistenten Supplemente einnehmen. Nehmen Sie Ihre Vitamine und Mineralstoffe mit dem Essen ein oder, falls Sie Brausetabletten (aussprudeln lassen!) bevorzugen, diese relativ zeitnah zur Mahlzeit, also 30 Minuten vor oder nach dem Essen.

Kalzium

Kalzium ist insbesondere wichtig für den Knochenstoffwechsel. Es gibt verschiedene Formen von Kalzium: Kalziumcitrat und Kalziumcarbonat. Bislang wurde die Einnahme von Kalziumcitrat empfohlen, da Sie dieses aufgrund der geringe-

Zusammensetzung pro Tablette		
	pro Tablette	% des empfohlenen Tagesbedarfs
Vitamin B$_1$	2,2 mg	200 %
Vitamin B$_2$	2,8 mg	200 %
Vitamin B$_6$	2,8 mg	200 %
Vitamin B$_{12}$	5 µg	200 %
Biotin	100 µg	200 %
Folsäure	400 µg	200 %
Niacin	32 mg	200 %
Pantothensäure	12 mg	200 %
Vitamin C	160 mg	200 %
Vitamin A	800 µg	100 %
Vitamin E	10 µg	200 %
Vitamin D	24 mg	200 %
Vitamin K	40 µg	50 %
Mineralstoffe & Spurenelemente		
Calcium	120 mg	15 %
Magnesium	120 mg	32 %
Eisen	14 mg	100 %
Kupfer	1000 µg	100 %
Jod	150 µg	100 %
Zink	10 mg	100 %
Mangan	2 mg	100 %
Selen	50 µg	91 %
Molybdän	50 µg	100 %

ren Menge an Magensäure besser aufnehmen können.

In den aktuellen Empfehlungen der amerikanischen Fachgesellschaft (ASMBS – American Society for Metabolic and Bariatric Surgery) von 2017 wird hingegen nicht mehr nach Kalziumcitrat und Kalziumcarbonat unterschieden.

Ein Präparat mit Kalziumcarbonat sollten Sie direkt zum Essen einnehmen. Ein Präparat mit Kalziumcitrat können Sie zum Essen, aber auch zwischen den Mahlzeiten einnehmen. Enthält Ihr Präparat Kalziumcarbonat und gleichzeitig Zitronensäure, so wird Carbonat in Citrat umgewandelt und Sie können dieses Kalzium ebenfalls wunderbar zwischen den Mahlzeiten einnehmen.

Beachten Sie, dass zwischen der Einnahme von Kalzium und dem Multivitamin bzw. dem Eisen eine Zeitspanne von mindestens zwei Stunden eingehalten werden muss. Das ist wichtig, da sich das im Multivitamin enthaltene Eisen und Kalzium in der Aufnahme blockieren können.

Vitamin D

Vitamin D, das Sonnenvitamin, ist außerordentlich wichtig für den Knochenstoffwechsel. Es

Regelmäßige Kalziumeinnahme

Nehmen Sie Ihr Kalzium regelmäßig ein, am besten 2-mal pro Tag je 500 mg. Sie können eines davon nachmittags und das andere vor dem Schlafengehen einnehmen. Somit können nächtliche Knochenabbauprozesse reduziert werden.

sorgt dafür, das Kalzium vermehrt aufgenommen und im Knochen gespeichert werden kann. Ein Vitamin-D-Mangel kann somit zu einer Knochenerweichung beitragen. Vitamin D hat aber noch weitere wichtige Aufgaben im Stoffwechsel. Untersuchungen zeigen, dass etwa 60–80 % der Patienten schon vor der OP einen Vitamin-D-Mangel haben! Somit sollte bereits vor der Operation mit der Einnahme begonnen werden. Nach der OP sollten Sie dann täglich bis zu 3000 IE Vitamin D einnehmen. Es gibt hoch dosierte Vitamin-D-Präparate in Dragee- oder Tropfenform, die Sie nur 1- bis 2-mal pro Woche einnehmen müssen. Die genaue Dosierung besprechen Sie bitte mit Ihrem Adipositas-Zentrum.

Vitamin B_{12}

Vitamin B_{12} wird im Magen an einen sog. Intrinsic Factor gebunden und anschließend zur Aufnahme in den Darm transportiert. Dieser Intrinsic Factor wird in der Magenschleimhaut gebildet. Durch die Verkleinerung des Magens beim Schlauchmagen bzw. durch die Umgehung des Restmagens bei den Bypassoperationen kann Vitamin B_{12} nicht mehr ausreichend bzw. gar nicht mehr aufgenommen werden.

Deshalb müssen Sie auch Vitamin B_{12} lebenslang einnehmen. Hier gibt es zwei Möglichkeiten. Entweder lassen Sie es sich einmal pro Monat spritzen oder Sie nehmen täglich Vitamin B_{12} sublingual ein, d. h., Sie legen eine Tablette Vitamin B_{12} unter die Zunge und lassen sie schmelzen. So kann Vitamin B_{12} über die Mundschleimhaut aufgenommen werden.

Eisen

Eisen wird überwiegend im Zwölffingerdarm aufgenommen. Daher kann es nach Bypassoperationen zu einem Eisenmangel kommen. Da Eisenpräparate aber zu Übelkeit und Verstopfung führen können, sollten Sie mit der Einnahme erst nach der Flüssigphase beginnen.

Beim Schlauchmagen ist Eisenmangel seltener zu beobachten.

Hier sollten Sie mindestens 18 mg Eisen pro Tag einnehmen. Für Menschen mit einem Risiko für eine Anämie oder Frauen mit Menstruation ist diese Menge nicht ausreichend. Sie benötigen mindestens 45–60 mg/Tag. Diese Menge wird ebenfalls für Patienten nach einer Bypassoperation empfohlen. Eisen lässt sich gut in Form von Tabletten, Kautabletten, Pulver oder in flüssiger Form supplementieren. Das im Multivitamin enthaltene Eisen können Sie hier mit einrechnen. Beim Bypass kann es bei prämenopausalen Frauen oder Menschen mit einem Risiko für eine Anämie zu niedrigen Eisenwerten kommen. Lassen Sie deshalb etwa vier Wochen nach der OP eine Blutuntersuchung durchführen, bei der auch das Speichereisen, also Ferritin, bestimmt wird. Das Laborergebnis besprechen Sie am besten mit Ihrem Adipositas-Zentrum. Bei sehr niedrigen Eisenwerten ist dann eine Eiseninfusion erforderlich.

Zwischen der Einnahme von Eisen und Kalzium sollte eine Zeitspanne von mindestens zwei Stunden eingehalten werden, da sich diese beiden Mineralstoffe in der Aufnahme blockieren.

Empfohlene Einnahme der Vitamine und Mineralstoffe

Nährstoff	Schlauchmagen	Magenbypass	OAGB/MGB	BPD/BPD-DS
Multivitamin (mit B-Vitaminen, Vitamin C, Eisen, Folsäure, Selen und Zink)	täglich (200 % der empfohlenen tägl. Zufuhr)	täglich (200 % der empfohlenen tägl. Zufuhr)	täglich (200 % der empfohlenen tägl. Zufuhr)	täglich (200 % der empfohlenen tägl. Zufuhr)
Kalzium	1000 mg/Tag	1000 mg/Tag	1000 mg/Tag	1800–2400 mg/Tag
Vitamin D_3	1-mal pro Woche 20 000 IE	1-mal pro Woche 20 000 IE	2-mal pro Woche je 20 000 IE	2- bis 3-mal pro Woche je 20 000 IE
Vitamin B_{12}	1-mal pro Monat Injektion (1000 µg) oder sublingual 350–500 µg/Tag	1-mal pro Monat Injektion (1000 µg) oder sublingual 350–500 µg/Tag	1-mal pro Monat Injektion (1000 µg) oder sublingual 350–500 µg/Tag	1-mal pro Monat Injektion (1000 µg) oder sublingual (350–500 µg)
Eisen	mind. 18 mg/Tag	mind. 45–60 mg/Tag	mind. 45–60 mg/Tag	mind. 45–60 mg/Tag

Modifiziert nach: ASMBS Guidelines 2008 und 2017

Weitere häufige Fragen

Kann ich mit Süßstoff süßen?

Süßstoffe sind kalorienfrei und haben eine sehr intensive Süßkraft. Sie können zum Süßen verwendet werden, allerdings sollten Sie sparsam damit umgehen. Auch Stevia, das aus Süßkraut hergestellt wird, können Sie zum Süßen verwenden.

Versuchen Sie aber, Ihr Süßempfinden wieder auf ein gesundes Maß zu bringen, und verwenden Sie deshalb Süßstoffe nicht zu häufig. Probieren Sie einmal Naturjoghurt mit frischem Obst. Sie werden bei dieser Kombination keinen Süßstoff benötigen, da reife Früchte eine wunderbare natürliche Süße haben.

Wie lange muss ich die Supplemente einnehmen?

Vitamine und Mineralstoffe müssen Sie ein Leben lang einnehmen. Durch die OP können Sie nur noch kleine Mengen essen und kommen somit nicht auf die empfohlene Menge an Vitaminen und Mineralstoffen. Außerdem können bestimmte Nährstoffe, wie beispielsweise Vitamin B_{12}, nicht mehr richtig aufgenommen werden. Nehmen Sie deshalb Ihre notwendigen Supplemente regelmäßig ein und lassen Sie auch Ihre Laborwerte entsprechend kontrollieren. So kann ein möglicher Mangel rechtzeitig entdeckt und

behandelt werden. So können Sie es sich merken: »OP für immer, Vitamine und Mineralstoffe für immer!«

Welche Lebensmittel vertrage ich nach der OP nicht mehr?

Das ist nicht so leicht zu beantworten. Wünschenswert ist, dass Sie nach der OP alle Lebensmittel vertragen und abwechslungsreich essen können. Sie müssen nach der OP selbst herausfinden, welche Lebensmittel Sie vertragen.

Immer wieder berichten Patienten, dass sie mit zu scharfem Essen Probleme haben. Auch nach dem Genuss von Nudeln, Reis oder zu frischem Brot berichten manche über ein erhöhtes Druckgefühl im Magen. Kartoffeln hingegen vertragen die meisten ausgezeichnet. Des Weiteren kann langfaseriges Fleisch wie z. B. eine Rinderroulade oder ein »medium« gebratenes Steak zu Unwohlsein führen. Ebenso wird zu trockenes Fleisch, wie beispielsweise Hühnchen oder Pute, von einigen nicht vertragen. In beiden Fällen kann das Gefühl entstehen, dass das Essen direkt vor dem Mageneingang steht und drückt.

Mein Gewicht steht seit zwei Wochen, ist das normal?

Diese Frage wird insbesondere in den ersten Monaten nach der OP

> **Ernährungstagebuch**
>
> Stellen Sie Ihr Essen nach der OP langsam auf feste Lebensmittel um und schreiben Sie in dieser Zeit am besten ein Ernährungstagebuch, um eventuelle Unverträglichkeiten herauszufinden.

häufig gestellt. Ein Gewichtsstillstand ist völlig normal und tritt früher oder später bei jedem auf. Das ist nichts Beunruhigendes. Überprüfen Sie für sich, ob Sie sich nach wie vor an die Ernährungsempfehlungen nach der OP halten und sich genügend bewegen oder ob sich doch heimlich wieder alte Gewohnheiten eingeschlichen haben. Wiegen Sie sich am besten nur einmal pro Woche. Sollten Sie es nicht aushalten und sich jeden Tag wiegen müssen, so rechnen Sie sich ein Wochendurchschnittsgewicht aus. So können Sie den Gewichtsverlauf besser beobachten und schnell reagieren.

Wie lange muss ich die Proteindrinks nehmen?

Die Proteindrinks sind insbesondere in der Flüssigphase nach der OP ein gutes Hilfsmittel, um eine ausreichende Eiweißaufnahme zu erreichen. Das Ziel ist jedoch, mit ganz normalen eiweißhaltigen Lebensmitteln eine Menge von 60–80 g Eiweiß pro Tag zu erreichen (siehe Eiweißtabelle Umschlaginnenseite vorne).

Sollten Sie die Proteindrinks nicht mehr mögen, so gibt es immer die Möglichkeit, neutrales Proteinpulver in Getränke, wie z. B. Kaffee, zu rühren, um so genügend Protein aufzunehmen.

Kann ich zu viel Protein essen?

Nach der Operation und insbesondere in der ersten Zeit nach dem Eingriff werden Sie kaum zu viel Protein essen. Das Gegenteil ist eher der Fall: Viele Patienten schaffen die empfohlene Menge von 60–80 g Protein pro Tag nicht oder nur mit großer Mühe. Es ist somit eher unwahrscheinlich, dass Sie zu viel Protein essen.

Was sind BCAAs?

Proteine sind aus Aminosäuren aufgebaut. Die Abkürzung BCAA steht für »Branched Chain Amino Acids« und bezeichnet die verzweigtkettigen Aminosäuren Valin, Leucin und Isoleucin. Diese gehören zu den unentbehrlichen (essenziellen) Aminosäuren und müssen mit dem Essen aufgenommen werden. Sie können den Muskelaufbau unterstützen und sind in allen proteinhaltigen Lebensmitteln enthalten.

Muss ich mit Haarausfall rechnen?

Bei den meisten Patienten kommt es etwa zwischen dem dritten und sechsten Monat nach der OP zu einem vorübergehenden vermehrten Haarausfall, da der Wachstumsprozess der Haare aufgrund der massiven Gewichtsabnahme unterbrochen ist. Ihr Haarwachstum wird sich wieder normalisieren, wenn Sie weiterhin auf eine ausreichende Eiweißaufnahme und die regelmäßige Einnahme Ihrer Supplemente achten. Hier spielen besonders Eisen, Zink und Biotin eine wichtige Rolle.

Kann ich abends Kohlenhydrate essen?

Selbstverständlich können Sie abends Kohlenhydrate essen, wie zu jeder anderen Mahlzeit auch, allerdings passen nur kleine Mengen in Ihren kleinen Magen. Deshalb sollten Sie darauf achten, zuerst das Eiweiß und dann Gemüse und Kohlenhydrate zu essen. Sie können es sich so merken: immer abwechselnd drei Gabeln Eiweiß und eine Gabel Gemüse und Kohlenhydrate.

Zählt Milch zu den Getränken?

Milch zählt nicht zu den Getränken, sondern ist Essen in flüssiger Form. Sie dürfen gerne etwas Milch in den Kaffee geben; sollten Sie aber einen Becher Milch zwischendurch trinken wollen, so zählt dieser eigentlich als Mahlzeit.

Wie lange muss ich die Diät durchführen?

Machen Sie sich immer wieder klar: Nach der OP machen Sie keine Diät, sondern Sie verändern langfristig Ihre Ess- und Bewegungsgewohnheiten. Sie essen nun deutlich kleinere Portionen und müssen keine Kalorien mehr zählen. Entscheidend ist, dass Sie immer Ihre Menge an Eiweiß erreichen und gute Fette wie beispielsweise Olivenöl, Rapsöl, Walnussöl oder auch Leinöl verwenden. Bitte vergessen Sie auch nicht das Gemüse und Ihre kleine Menge an Kohlenhydraten. Genießen Sie Ihr Essen und trinken Sie ausreichend. Und wenn Sie sich dann noch so viel wie möglich bewegen, steht einer erfolgreichen Gewichtsabnahme nichts mehr im Weg.

Kann ich Fertigprodukte verwenden?

Diese Frage kann nicht einfach mit Ja oder Nein beantwortet werden. Sie können zum Kochen der Suppen gerne eine fertige Brühe, also Gemüsebrühe oder Fleischbrühe, verwenden. Sollten Sie keine Zeit oder Muße zum Gemüseschneiden haben, können Sie auch ungewürztes tiefgekühltes Gemüse in Ihre Suppen geben. Ansonsten sollten Sie mit Fertigprodukten eher zurückhaltend sein. Kochen Sie selbst mit natürlichen Lebensmitteln. Dann wissen Sie genau, was Sie essen!

Ich vertrage kein Milcheiweiß, welche Shakes kann ich trinken?

Es gibt ein großes Angebot an Proteindrinks, die nicht aus Milcheiweiß hergestellt sind. Sie können Proteindrinks auf Sojabasis in Sojamilch einrühren oder Proteindrinks aus Erbsen-, Hanf-, Lupinen- oder Reisprotein als Mahlzeit trinken. Diese Proteindrinks gibt es teilweise in unterschiedlichen Geschmacksrichtungen wie Vanille oder Schokolade. Damit haben Sie auch etwas Abwechslung.

Kann ich eine Tasse Brühe als Mittagessen trinken?

Sie können gerne eine Tasse Brühe trinken; dies ersetzt aber kein Mittagessen, sondern zählt als Getränk. Essen Sie lieber eine Suppe als Mittagessen, und wenn Sie im Laufe des Tages Lust auf eine Tasse Brühe haben, dann trinken Sie diese einfach.

Kann ich nach der OP mal ein Stück Schokolade essen?

Selbstverständlich können Sie auch nach der OP mal ein Stück Schokolade essen. Machen Sie es wie vor der OP: Essen Sie die Schokolade direkt nach dem Essen. Sollten es einmal mehr Extras werden, so haben Sie eine Möglichkeit, dies auszugleichen: Extra-Essen gibt Extra-Bewegung!

Ich habe zu viel gegessen, kann mein Magen reißen?

Ihr Magen wird sicherlich nicht reißen. Wenn Sie zu viel gegessen haben, dann haben Sie wahrscheinlich eher ein Völlegefühl mit Unwohlsein, eventuell müssen Sie sich sogar übergeben. Achten Sie immer darauf, langsam zu essen, gut zu kauen und beim ersten Anzeichen einer Sättigung aufzuhören.

Kann ich zuckerfreie Bonbons verwenden?

Ja. Lutschen Sie zwei bis drei Stück pro Tag; es tut manchmal ganz gut, einen anderen Geschmack im Mund zu haben. In größeren Mengen können sie allerdings zu Blähungen führen.

Ab wann kann ich mit der Bewegung beginnen?

Sie können direkt nach der OP Ihre Alltagsaktivität erhöhen, vorausgesetzt, Sie fühlen sich fit. Gehen Sie spazieren und versuchen Sie viele Wege zu Fuß und nicht mit dem Auto zu erledigen. Sobald Ihre Wunden gut verheilt sind, können Sie auch schwimmen gehen, zur Aquagymnastik oder auch mit Ausdauer- und Krafttraining beginnen. Besprechen Sie dies nochmals beim ersten Nachsorgetermin, der etwa vier Wochen nach der OP im Adipositas-Zentrum stattfindet.

Mögliche Probleme nach der Adipositas-OP

Trotz optimaler Vorbereitung auf die OP kann es nach der OP zum Auftreten von verschiedenen Problemen kommen. Im Adipositas-Zentrum und bei Ihrem Ernährungstherapeuten finden Sie Rat und Unterstützung.

Die häufigsten Probleme – was ist zu tun?

In den ersten Tagen nach der OP können Sie ab und zu ein leichtes Druckgefühl nach dem Essen oder Trinken, ein leichtes Ziehen oder Übelkeit verspüren. Das ist nichts Ungewöhnliches. Bedenken Sie immer, Sie sind frisch operiert. Bei stärkeren Schmerzen, schlecht heilenden Wunden, Fieber oder Ähnlichem, sollten Sie sich unverzüglich mit Ihrem Arzt oder Adipositas-Zentrum zur Abklärung in Verbindung setzen. Unmittelbar nach der OP können sich Probleme wie Übelkeit und Erbrechen, Verstopfung oder Laktoseintoleranz entwickeln. Diese lassen sich meist unkompliziert lösen. Andere Probleme wie Dumping-Syndrom, Haarausfall, Mangelerscheinungen und Gewichtsstillstand/-zunahme können sich erst einige Zeit nach der OP zeigen.

Viele Patienten haben keinerlei Probleme nach der OP, andere müssen die eine oder andere Herausforderung meistern. Aber auch in diesen Fällen gibt es ernährungstherapeutische Lösungen. Sollten Sie unsicher sein oder Fragen dazu haben, so kontaktieren Sie immer Ihr Adipositas-Zentrum.

Was tun bei Übelkeit?

In den ersten Tagen und Wochen nach der OP kann es vermehrt zu Übelkeit kommen. Ursache hierfür ist zum einen, dass Ihr Magen-Darm-Trakt noch nicht richtig arbeitet. Zum anderen können auch Medikamente dafür verantwortlich sein. In der Flüssigphase nach der OP sollten Sie Ihre Medikamente in gemörserter Form einnehmen. Teilweise schmecken diese sehr unangenehm und können die Übelkeit verstärken. Nach der Flüssigphase können Sie Ihre Tabletten wieder wie gewohnt einnehmen und somit ist die Übelkeit meist auch vorbei. Achten Sie weiterhin darauf, langsam zu essen, Essen und Trinken zu trennen und beim ersten Anzeichen einer Sättigung mit dem Essen aufzuhören. Ein Bissen zu viel oder ein zu großer Schluck kann zu einem Druckgefühl mit Übelkeit führen. Sollte die Übelkeit länger anhalten, so suchen Sie Ihr Adipositas-Zentrum zur Abklärung auf.

Was tun bei Erbrechen?

Es kann durchaus vorkommen, dass Sie sich nach dem Essen übergeben müssen. In den meisten Fällen hängt das jedoch mit Ihren Essgewohnheiten zusammen. Erbrechen tritt meist auf, wenn Sie zu schnell essen, Essen und Trinken nicht konsequent trennen oder zu viel essen. Achten Sie deshalb auf Ihre Portionsgröße von ca. 150 ml und auf Ihr Sättigungsgefühl und hören Sie beim ersten Anzeichen einer Sättigung mit dem Essen auf. Sollten Sie sich trotz Umsetzung der neuen Ernährungsempfehlungen in der Flüssigphase oder auch beim Umstellen auf festes Essen öfters übergeben müssen, kontaktieren Sie unverzüglich Ihr Adipositas-Zentrum. Die Flüssigkeitsverluste müssen ausgeglichen (bei sehr häufigem Erbrechen muss auch Vitamin B_1 supplementiert werden) und die Ursache des Erbrechens herausgefunden werden.

Was tun bei Verstopfung?

Verstopfung ist meist in der Flüssigphase nach der OP ein Problem. Aufgrund der kleineren Trink- und Essensmengen und des nicht sehr ballaststoffreichen Essens kann es zu einer verringerten Stuhlfrequenz kommen. In den meisten Fällen normalisiert sich der Stuhlgang (normal ist täglich bis zu 2- bis 3-mal pro Woche) nach Umstellung auf festes, abwechslungsreicheres Essen wieder.

Achten Sie aber auf Folgendes:

- Trinken Sie ausreichend (etwa 1½–2 l pro Tag).
- Bewegen Sie sich regelmäßig.
- Essen Sie ballaststoffreicher (mehr Gemüse und Vollkornprodukte).
- Massieren Sie Ihren Bauch.
- Ergänzen Sie Ihr Essen mit geschrotetem Leinsamen, Flohsamen usw. und achten Sie auf eine ausreichende Trinkmenge.
- Bei besonders hartnäckiger Verstopfung besprechen Sie mit Ihrem Arzt/Adipositas-Zentrum, was Sie vorübergehend einnehmen können.

Was ist Dehydratation?

Mangelndes Durstempfinden sowie mangelnde Flüssigkeitsaufnahme sind die Hauptursachen für eine Dehydratation, also einen Mangel an Flüssigkeit im Körper. Auch häufiges Erbrechen und vermehrte Durchfälle, insbesondere bei den malabsorptiven Verfahren, können zu Wasserverlusten führen. Anzeichen hierfür sind Schwäche, Schwindel, Blutdruckabfall, Kopfschmerzen, Mundtrockenheit, reduzierte Harnmenge und stark konzentrierter, dunkelgelber Urin.

Achten Sie immer darauf, ausreichend (½–2 l pro Tag) und schluckweise zu trinken. Zur Unterstützung können Sie ein Trinkprotokoll führen, in dem Sie genau notieren, wann Sie was und wie viel getrunken haben. So bekommen Sie einen guten Überblick über Ihre Trinkmenge.

Was tun bei Laktoseintoleranz?

Etwa 10 % der Patienten entwickeln nach einer Magenbypass-OP eine Laktoseintoleranz, also eine Milchzuckerunverträglichkeit. Beim Schlauchmagen ist dies nicht so häufig zu beobachten. Ursache hierfür ist, dass beim Magenbypass der Milchzucker schneller in den Darm gelangen kann als beim Schlauchmagen. Die Symptome sind meist Blähungen, Oberbauchschmerzen und Durchfälle. In vielen Fällen reicht es aus, Milch gegen laktosefreie Milch auszutauschen. Joghurt und andere Milchprodukte werden oft recht gut vertragen. Sollten die Beschwerden weiterhin bestehen, so sprechen Sie mit Ihrem Ernährungstherapeuten.

Was ist ein Dumping-Syndrom?

Der Begriff Dumping-Syndrom kommt aus dem Englischen und leitet sich von dem Wort »to dump« ab, was so viel wie »hineinplumpsen« bedeutet. Es handelt sich um eine Sturzentleerung flüssiger und fester Speisen vom Magenpouch in den Dünndarm. Dies kann als Folge einer teilweisen oder vollständigen Entfernung des Magens auftreten. Es wird zwischen einem Frühdumping- und einem Spätdumping-Syndrom unterschieden.

Frühdumping tritt innerhalb von 10–30, teilweise auch bis zu 60 Minuten nach dem Essen auf. Hier kommt es aufgrund der beschleunigten Nahrungspassage vom Magen in den Dünndarm zu einer starken Dehnung des oberen Dünndarms und zu Wassereinstrom in den Darm. Dadurch wird dem Kreislaufsystem Wasser entzogen. Anzeichen sind:

- starke Müdigkeit
- Schwächegefühl
- Blutdruckabfall
- Schwitzen
- Völlegefühl
- Durchfall
- Übelkeit, Erbrechen
- Bauchkrämpfe
- Darmgeräusche
- Blähungen
- in seltenen Fällen auch Ohnmacht

Spätdumping tritt etwa ein bis drei Stunden nach dem Essen auf, besonders nach schnell resorbierbaren Kohlenhydraten, also Lebensmitteln mit viel reinem Zucker wie:

- Getränke wie Limonaden und Säfte
- Süßigkeiten wie Eis, Schokolade, Fruchtgummi, Müsliriegel, Kuchen und Kekse
- Obst mit einem hohen Zuckergehalt wie z. B. Trauben und Trockenobst, Smoothies
- Milchprodukte: Trinkjoghurt mit Frucht, Fruchtbuttermilch

Der schnelle Blutzuckeranstieg führt zu einer erhöhten Insulinausschüttung. Insulin wiederum lässt den Blutzucker sinken, allerdings in einen Bereich weit unter der Norm. Eine Unterzuckerung (Hypoglykämie) ist das Resultat. Die klassischen Symptome sind:

- Zittern
- Schwitzen
- Schwindelgefühl
- Heißhunger
- Herzrasen
- Konzentrationsstörungen

In diesem Fall sollten Sie zwei bis drei Täfelchen Traubenzucker essen oder ca. 100 ml Saft trinken, um den Blutzucker wieder in den Normbereich zu bringen. Falls Sie zu Spätdumpings neigen, so nehmen Sie bitte immer Traubenzucker oder Saft mit, um im Notfall die Unterzuckerung zu beheben.

Nicht jeder entwickelt nach einer Adipositas-OP ein Dumping-Syndrom. Nach einer Schlauchmagenbildung tritt es äußerst selten auf. Häufiger ist ein Dumping-Syndrom, insbesondere ein Spätdumping, nach Magenbypassoperationen zu beobachten. Es gibt hierzu kaum verlässliche Zahlen, geschätzt sind es etwa 10–12 % der Patienten nach einem Magenbypass.

Beim Früh- und Spätdumping kann eine deutliche Verbesserung durch ernährungstherapeutische Maßnahmen erreicht werden. Schreiben Sie ein Ernährungstagebuch und besprechen Sie dieses im Detail mit Ihrer Ernährungsfachkraft.

Sollte es weiterführende Untersuchungen geben, können diese im Adipositas-Zentrum durchgeführt werden (z. B. kontinuierliche Glukosemessung, Glukosebelastungstest).

Wodurch entstehen Mangelerscheinungen?

Diese treten auf, wenn Sie die für Ihre OP empfohlenen Supplemente (Seite 35) nicht regelmäßig oder nicht in der richtigen Menge einnehmen. Die Einnahme von Vitaminen und Mineralstoffen ist ein absolutes Muss! Sie sollen Gewicht reduzieren, dabei aber keinen Mangel an Vitaminen oder Mineralstoffen entwickeln. Mangelerscheinungen treten in den meisten Fällen nicht sofort nach der OP auf. Vielmehr handelt es sich um einen eher schleichenden Prozess. Achten Sie deshalb ganz besonders auf eine regelmäßige Einnahme und beobachten Sie sich gut.

Achten Sie auf Symptome wie:

- Kraftlosigkeit, Müdigkeit, Antriebslosigkeit
- Schlafstörungen, Depressionen
- Haarausfall
- Kribbeln in Händen und Füßen
- Zahnfleischbluten, Wundheilungsstörungen

Lassen Sie die erforderlichen Laborwerte regelmäßig kontrollieren, damit die Dosierung der Supplemente entsprechend angepasst werden kann.

Was tun bei Gewichtsstillstand/Gewichtszunahme?

Ein Gewichtsstillstand ist nichts Ungewöhnliches und wird im Rahmen der Gewichtsabnahme bei jedem früher oder später auftreten. In diesem Fall heißt es geduldig sein, die neuen Gewohnheiten noch mal überprüfen und sich weiterhin viel bewegen. Es kann aber auch zu einer Gewichtszunahme kommen. Sie können nach jeder Adipositas-OP mit jedem Verfahren durchaus wieder zunehmen. Zögern Sie nicht, wenn Sie auch nur eine Gewichtszunahme von 3–4 kg beobachten, und vereinbaren Sie einen Termin mit Ihrem Ernährungstherapeuten. Schreiben Sie unter den folgenden Aspekten ein Ernährungstagebuch:

Mein Essen und Trinken:

- Was esse ich?
- Wie viel esse ich?
- Wann esse ich?
- Wo, unter welchen Umständen esse ich?
- Warum esse ich?
- Wann bin ich mit meinem Essverhalten zufrieden/unzufrieden?

Achten Sie noch auf:

- Portionsgröße
- Trennung von Essen und Trinken
- Meiden von kohlensäure- und zuckerhaltigen Getränken
- langsames Essen
- Spüren des Sättigungsgefühls
- Protein in ausreichender Menge
- regelmäßige Einnahme von Vitaminen und Mineralstoffen
- ausreichend Bewegung

Es gibt im Leben durchaus Phasen, in denen den Ess- und Bewegungsgewohnheiten nicht die notwendige Aufmerksamkeit geschenkt werden kann. Passen Sie trotzdem gut auf sich auf. Sie haben einen sehr großen Erfolg mit der OP und der Gewichtsabnahme erzielt. Diesen Erfolg sollten Sie sich durch nichts nehmen lassen.

Was ist zu tun bei einem Dumping-Syndrom?

- Essen Sie mindestens sechs kleine Mahlzeiten.
- Trennen Sie Essen und Trinken (30 Minuten vor dem Essen mit dem Trinken aufhören, 30 Minuten nach dem Essen wieder trinken).
- Bevorzugen Sie ballaststoffreiches Essen (Vollkornprodukte, Gemüse, Kartoffeln …).
- Vermeiden Sie Lebensmittel mit viel Zucker (Limonaden, Säfte, Süßigkeiten …).
- Essen Sie proteinreich (bei Milch und Milchprodukten auf Zuckergehalt achten!).
- Wenn Sie die Möglichkeit haben, legen Sie sich nach dem Essen für etwa 30 Minuten hin.
- Geben Sie lösliche Ballaststoffe (Pektin und Guar) nach Rücksprache mit der Ernährungsfachkraft oder dem Arzt zum Essen.
- Essen Sie langsam.
- Achten Sie auf Ihr Sättigungsgefühl.

Schwangerschaft nach Adipositas-OP

Was Sie beachten sollten, wenn Sie nach einer Adipositas-OP Ihren Kinderwunsch verwirklichen möchten, soll hier übersichtlich dargestellt werden. Wichtig ist, dass Sie nach einer Adipositas-OP nicht zu früh schwanger werden sollten.

In der aktuellen Leitlinie der Fachgesellschaften von 2018 wird empfohlen, dass Patientinnen im gebärfähigen Alter nach der Adipositas-OP eine sichere Empfängnisverhütung über die Phase der Gewichtsreduktion durchführen sollen. Zwei Jahre erscheinen empfehlenswert.

Die Pille ist nach der Adipositas-OP als Verhütungsmittel nicht mehr zuverlässig, da sie je nach OP-Verfahren nicht mehr richtig aufgenommen werden kann und deshalb nicht mehr ausreichend wirkt. Bitte besprechen Sie in Ihrem Adipositas-Zentrum oder direkt mit Ihrem behandelnden Gynäkologen, welche Verhütungsmethode für Sie geeignet ist.

Sollten Sie direkt nach der OP schwanger werden, kann es durch die geringe Essensmenge zu einer schlechten Versorgung des Fetus kommen. Eine zu frühe Schwangerschaft kann zudem das Ergebnis der Operation verschlechtern, da Sie nicht abnehmen sollen und dürfen, wenn Sie schwanger sind.

Außerdem ist Ihr Gewicht im ersten Jahr nach dem Eingriff noch erhöht, was zu Schwangerschaftskomplikationen wie Früh- und Fehlgeburten oder Schwangerschaftsdiabetes führen kann.

All dies heißt zusammengenommen: Sie sollten frühestens 18 Monate nach der Adipositas-OP schwanger werden.

Eine Schwangerschaft sollte immer gut geplant sein

- Sie müssen nach der Adipositas-OP regelmäßig die empfohlenen Supplemente einnehmen.
- Lassen Sie die wichtigsten Vitamine und Mineralstoffe im Blut bestimmen. Dies sind Kalzium, Eisen, Vitamin A, D, Vitamin B_{12} und Folsäure. Passen Sie Ihre Supplemente vor und während der Schwangerschaft entsprechend an.
- Besprechen Sie Ihren Kinderwunsch im Adipositas-Zentrum.
- Bedenken Sie bitte, dass sich ein Mangel an einem Vitamin oder Mineralstoff auch auf Ihr Kind auswirkt.

Schwanger – und nun?

- Erst einmal herzlichen Glückwunsch!
- Die übliche Vitamingabe in der Schwangerschaft (vor allem Folsäure) sollten Sie zusätzlich zu Ihren normalen Supplementen einnehmen.
- Achten Sie auf eine ausreichende Proteinaufnahme und essen Sie genügend (4–5 Mahlzeiten).
- Die kritischen Nährstoffe während der Schwangerschaft sind vor allem Eisen, Kalzium, Vitamin A und D, Folsäure und Vitamin B_1. Besonders wenn Sie sich häufig übergeben, müssen Sie Vitamin B_1 kontrollieren lassen. Lassen Sie ganz besonders diese Nährstoffe engmaschig überprüfen, damit Sie und Ihr Kind gut versorgt sind.

Habe ich Schwangerschaftsdiabetes?

Jede Schwangere wird auf Schwangerschaftsdiabetes (Gestationsdiabetes = GDM) getestet. Adipositas ist ein Risikofaktor für die Entwicklung eines GDM. Dieses Risiko sinkt zwar nach der Adipositas-OP, trotzdem gehören Sie zur Risikogruppe und müssen in der Schwangerschaft auf das Vorliegen eines Gestationsdiabetes getestet werden.

Üblicherweise wird bei den Schwangeren zwischen der 24. und 28. Schwangerschaftswoche ein oraler Glukosetoleranztest (oGTT) mit 75 g Glukose durchgeführt. Zunächst wird der Nüchternblutzucker bestimmt, dann trinkt die Schwangere innerhalb kurzer Zeit 75 g Glukose. Nach einer und nach zwei Stunden erfolgt nochmals eine Blutzuckermessung. Bei Risikofaktoren wie beispielsweise einem GDM in einer vorangegangenen Schwangerschaft kann ein Screening bereits in der Frühschwangerschaft erfolgen. Dazu wird der Nüchternblutzucker oder der Blutzuckerlangzeitwert, der HbA1c, bestimmt.

Nach Operationen, die die Aufnahme beeinflussen, wie beispielsweise nach einem Magenbypass, ist die GDM-Diagnostik mit einem 75-g-oGTT nicht möglich, da diese große Zuckermenge zu einem Dumping-Syndrom und somit zu völlig verfälschten Blutzuckerwerten führen könnte.

Es muss aber trotzdem abgeklärt werden, ob Sie aufgrund der Schwangerschaft zu hohe Blutzuckerwerte haben, die behandelt werden müssen.

Dazu sollten Sie laut den Leitlinien der Deutschen Diabetes Gesellschaft von 2018 nüchtern bzw. vor den Mahlzeiten und eine Stunde nach der Mahlzeit Ihren Blutzucker messen. Das machen Sie zunächst zwei Wochen lang bei normalen Ernährungsbedingungen. Bitte besprechen Sie dies mit Ihrer Gynäkologin. Wenn Sie die Zielwerte überschreiten, sollte eine entsprechende diabetologische Betreuung in einer Diabetes-Schwerpunktpraxis erfolgen. Dort erhalten Sie neben der medizinischen Betreuung auch eine ausführliche Ernährungsberatung.

Blutzuckerbestimmung

Zeitpunkt	Blutzucker	
	mg/dl	mmol/l
Nüchtern, vor den Mahlzeiten	65–95	3,6–5,3
1 Std. nach der Mahlzeit	‹ 140	‹ 7,8
2 Std. nach der Mahlzeit	‹ 120	‹ 6,7

Quelle: S3-Leitlinie Gestationsdiabetes (GDM), Diagnostik, Therapie und Nachsorge 2. Auflage DDG, DGGG-AGG 2018

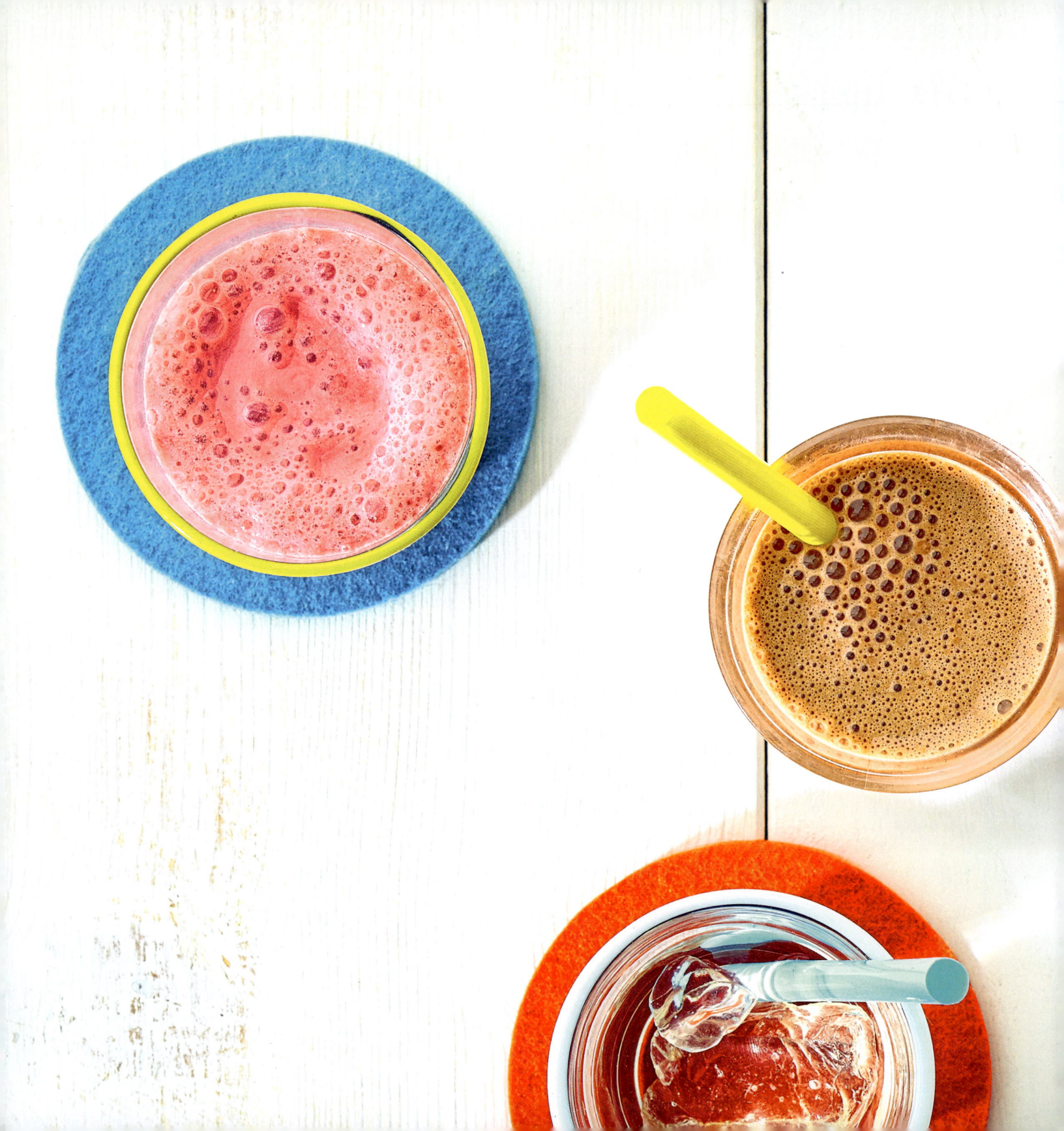

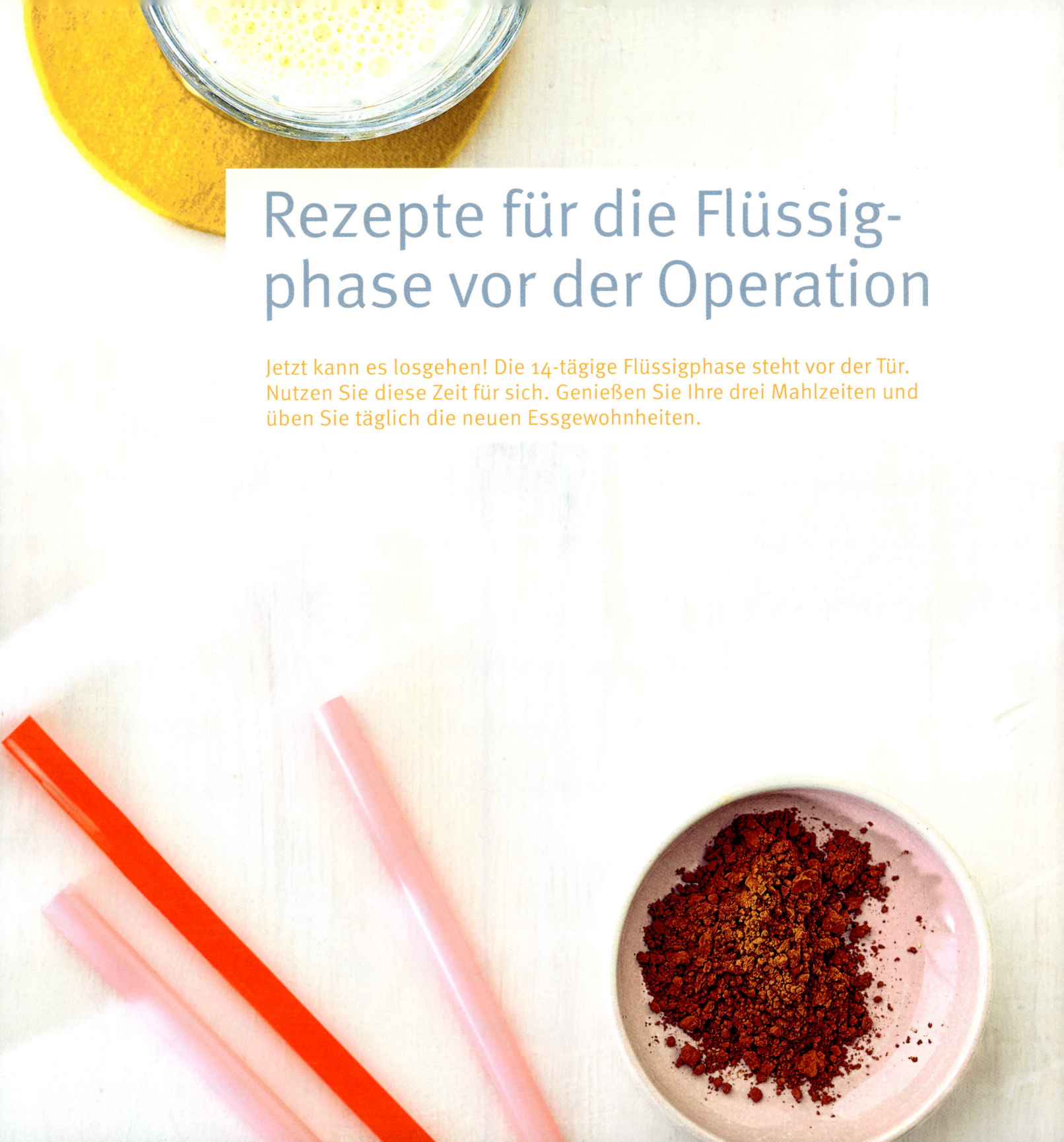

Rezepte für die Flüssig-phase vor der Operation

Jetzt kann es losgehen! Die 14-tägige Flüssigphase steht vor der Tür. Nutzen Sie diese Zeit für sich. Genießen Sie Ihre drei Mahlzeiten und üben Sie täglich die neuen Essgewohnheiten.

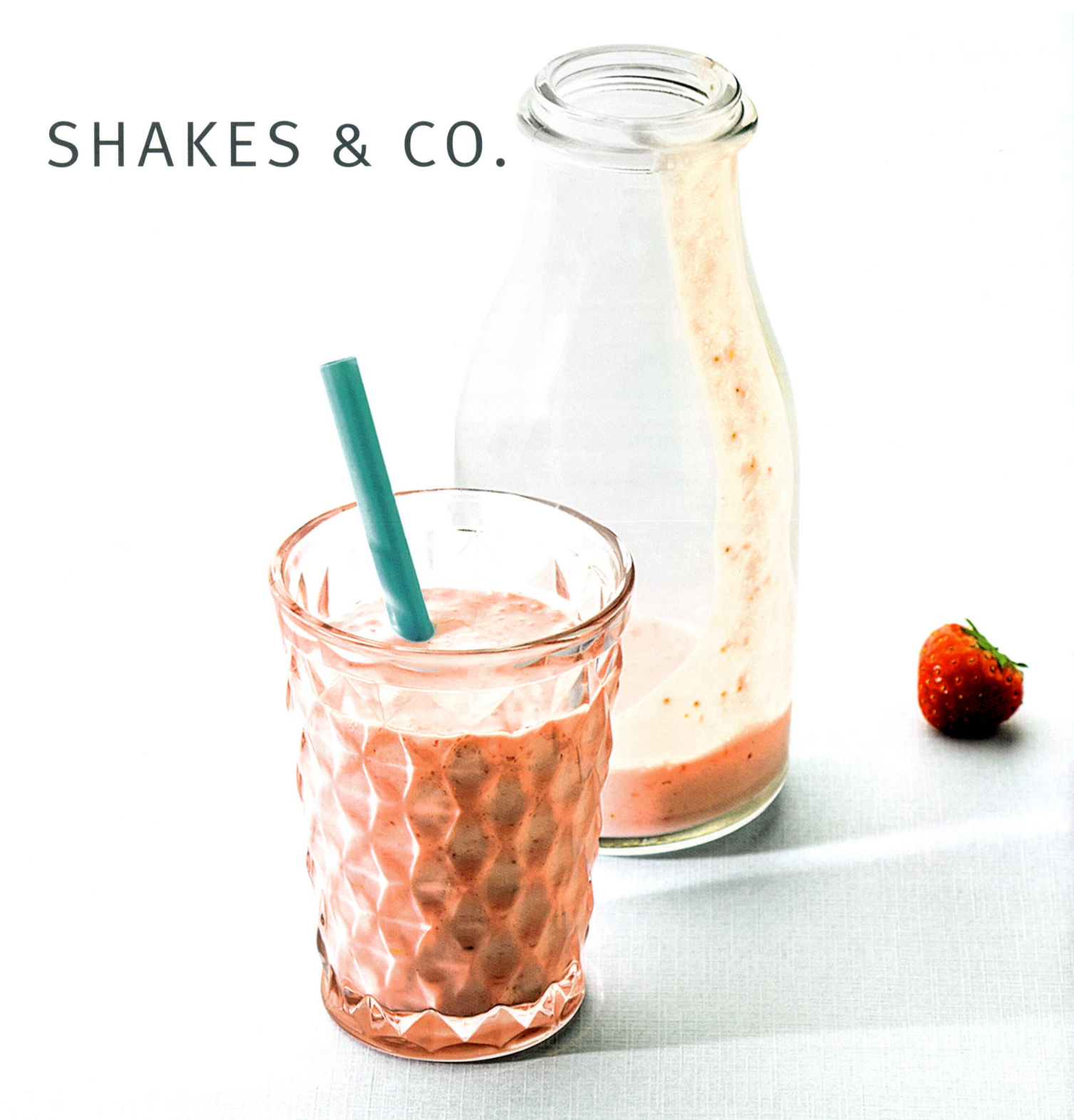

SHAKES & CO.

Diese Shakes können Sie wunderbar in der Flüssigphase vor der Operation trinken. Sie lassen sich gut zubereiten, schmecken und machen satt.

Viele Shakes sind ebenfalls für die Flüssigphase nach der Operation hervorragend geeignet, dann jedoch in kleineren Portionen. Die Nährwertangaben der Shakes beziehen sich zum einen auf die Portion vor der Operation, die etwas größer angegeben ist, damit Sie auch satt werden. Zum anderen finden Sie aber auch die Nährwertangaben für die Shakemenge nach der Operation. Hier ist die Portionsgröße etwa 150 ml.

Die Proteinshakes sind ebenso nach der Operation eine gute Eiweißquelle. Achten Sie darauf, dass Sie in der Zeit nach der Operation keine säurehaltigen Säfte (wie Zitronensaft oder Tomatensaft) und kein frisches Obst (mit Ausnahme von Bananen) verwenden, da beides meist nicht gut vertragen wird. Geeignet ist Obst in gegarter und pürierter Form wie Mus, Gelee oder Marmelade ohne Stückchen.

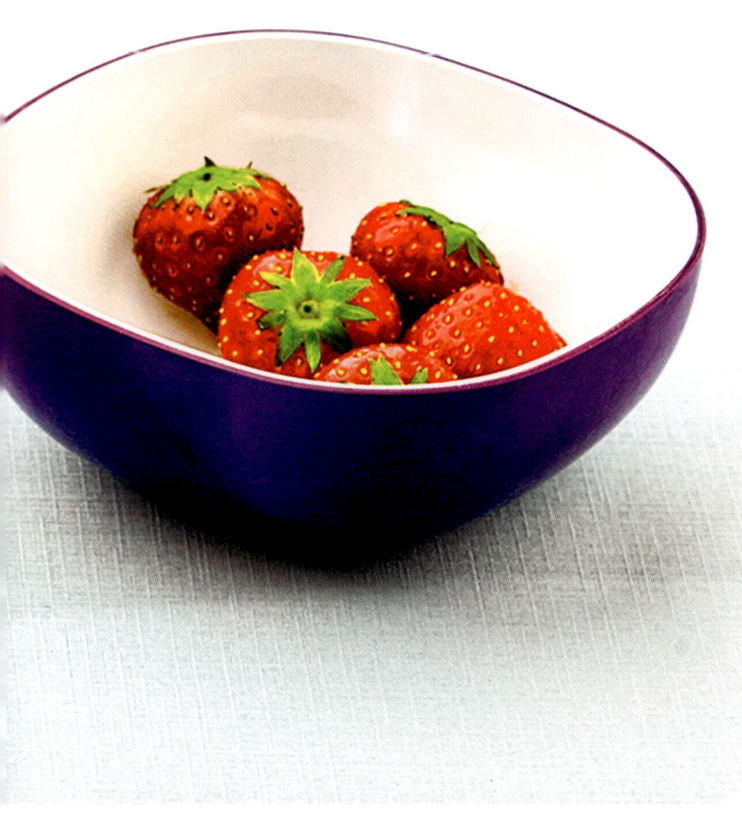

◄ Erdbeermilch (Seite 52)

Mit dem gewissen Etwas
Erdbeermilch

Das rote Multitalent
Himbeershake

Sehr erfrischend
Mango-Lassi

Für 1 Person • gelingt leicht
⊘ 5 Min.

250 g Erdbeeren • 200 g Magerquark • 150 g Naturjoghurt (1,5 % Fett) • 100 ml Milch (1,5 % Fett) • 1 Pck. Vanillinzucker

● Erdbeeren waschen, in kleine Stücke schneiden und pürieren.

● Quark, Naturjoghurt, Milch und Vanillinzucker miteinander verrühren. Erdbeeren untermischen.

Tipp Schmeckt leicht gekühlt besonders gut.

Nährwerte pro Portion
366 kcal • 38 g E • 6 g F • 34 g KH

Für 1 Person • geht schnell
⊘ 5 Min.

300 g Buttermilch • 30 g Proteinpulver (Vanillegeschmack, mind. 80 % Proteingehalt) • 125 g Himbeeren • 1 TL Walnussöl • gemahlene Vanille

Postoperative Variante:
150 ml Buttermilch • 15 g Proteinpulver • 1 EL Himbeermus • 1 TL Walnussöl • gemahlene Vanille

● Buttermilch mit dem Proteinpulver gut verrühren. Himbeeren pürieren, zugeben und verrühren.

● Sie können den Himbeershake noch mit 1 TL Walnussöl und gemahlener Vanille verfeinern.

Nährwerte pro Portion
320 kcal • 37 g E • 8 g F • 19 g KH
Postoperative Variante
170 kcal · 18 g E · 6 g F · 8 g KH

Für 1 Person • gelingt leicht
⊘ 15 Min.

1 reife Mango • 250 g Naturjoghurt (1,5 % Fett) • 150 ml Milch (1,5 % Fett) • 1 TL Zucker • 1 TL Zitronensaft • ½ Msp. Kardamom, gemahlen

● Mango schälen, Fruchtfleisch ablösen und pürieren. Joghurt und Milch vermischen, die pürierte Mango unterrühren.

● Mit 1 TL Zucker, Zitronensaft und Kardamom abschmecken.

Tipp Schmeckt leicht gekühlt besonders gut.

Nährwerte pro Portion
405 kcal • 16 g E • 8 g F • 62 g KH

Lecker mit Zimt verfeinert
Bananenmilch

Für 1 Person • preisgünstig
⊘ 5 Min.

300 ml Milch (1,5 % Fett) • 150 g Quark (Magerstufe) • 1 Banane • ¼ Msp. Zimt

● Milch, Quark und Banane zusammen pürieren und mit Zimt abschmecken.

Tipp Schmeckt leicht gekühlt besonders gut.

Nährwerte pro Portion
350 kcal • 32 g E • 5 g F • 40 g KH

Diese Kombi schmeckt immer
Schoko-Bananen-Drink

Für 1 Person • gelingt leicht
⊘ 5 Min.

300 ml Milch (1,5 % Fett) • 1 Banane • 30 g Proteinpulver (Schokogeschmack, mind. 80 % Proteingehalt)

Postoperative Variante:
150 ml Milch • 15 g Proteinpulver • 3 cm Banane

● Milch, Banane und Proteinpulver in ein hohes Gefäß geben und pürieren.

Tipp Schmeckt leicht gekühlt besonders gut.

Nährwerte pro Portion
350 kcal • 36 g E • 6 g F • 36 g KH
Postoperative Variante
170 kcal · 18 g E · 3 g F · 12 g KH

So kann der Tag beginnen
Orientexpress

Für 1 Person • geht schnell
⊘ 10 Min.

300 ml Milch (3,5 % Fett) • 2 Teebeutel Gewürztee • 30 g Proteinpulver (neutral, mind. 80 % Proteingehalt)

Postoperative Variante:
150 ml Milch • 1 Teebeutel Gewürztee • 15 g Proteinpulver

● Milch in einem Topf erhitzen und Gewürztee hinzugeben, ca. 5 Min. ziehen lassen.

● Beutel entfernen und Proteinpulver einrühren.

Nährwerte pro Portion
310 kcal • 35 g E • 12 g F • 16 g KH
Postoperative Variante
160 kcal · 18 g E · 6 g F · 8 g KH

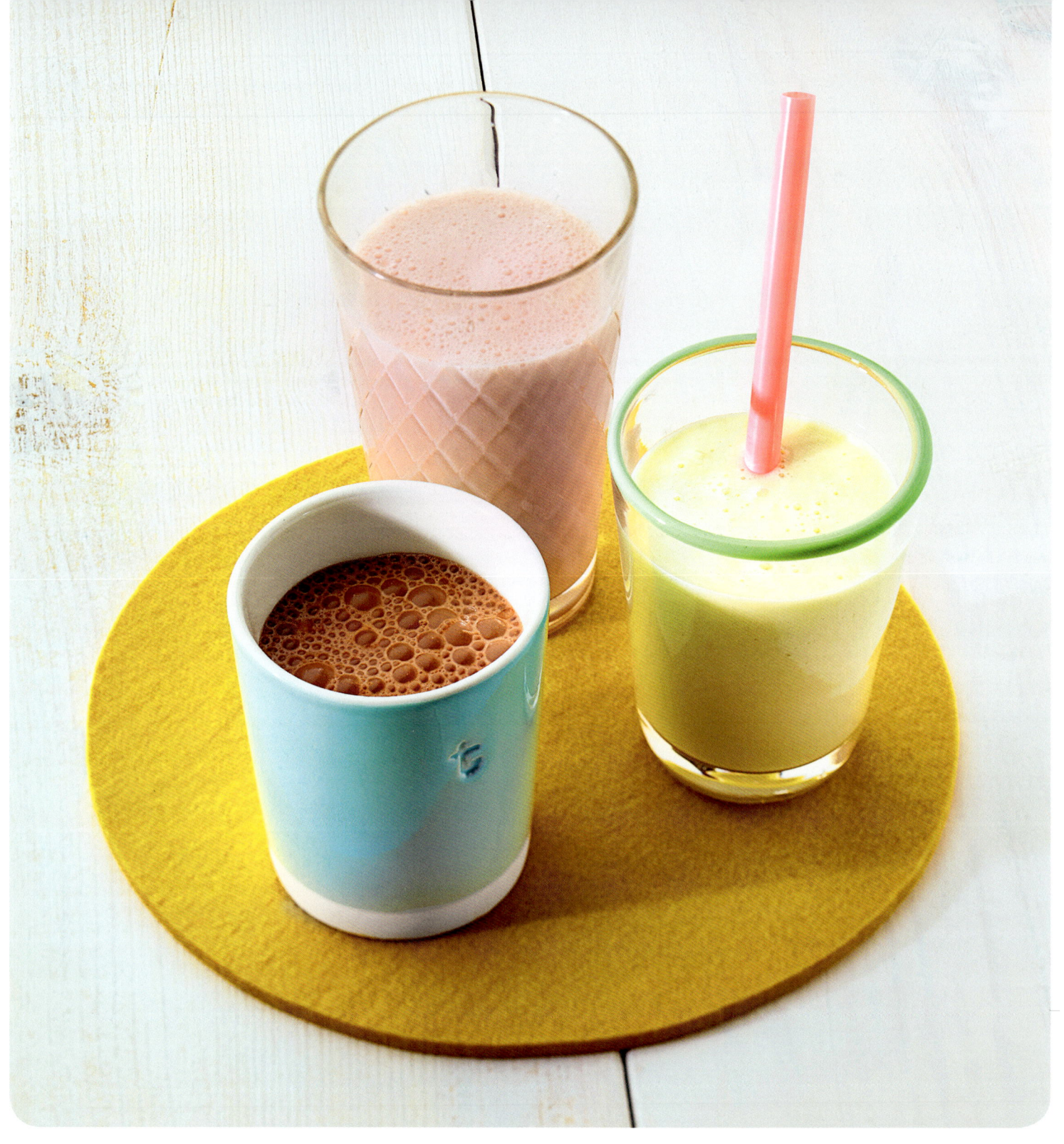

Für einen guten Start in den Tag

Cappuccino

Für 1 Person • geht schnell
⊘ 5 Min.

300 ml Milch (3,5 % Fett) • 30 g Proteinpulver (Cappuccinogeschmack, mind. 80 % Proteingehalt) • 1 TL Kakao

Postoperative Variante:
150 ml Milch • 15 g Proteinpulver • ½ TL Kakao

● Milch erwärmen und Proteinpulver und Kakao einrühren.

Nährwerte pro Portion
320 kcal • 35 g E • 12 g F • 16 g KH
Postoperative Variante
160 kcal · 18 g E · 6 g F · 8 g KH

Für heiße Sommertage

Erfrischende Melone

Für 1 Person • gelingt leicht
⊘ 10 Min.

200 g Melone (reines Fruchtfleisch) • 300 ml Milch (3,5 % Fett) • 30 g Proteinpulver (neutral, mind. 80 % Proteingehalt)

● Bei der Melone Samen entfernen, Fruchtfleisch herauslösen und in kleine Würfel schneiden.

● Melone mit Milch und Proteinpulver pürieren.

Tipp Schmeckt leicht gekühlt besonders gut.

Nährwerte pro Portion
385 kcal • 36 g E • 12 g F • 32 g KH

Versüßt Ihnen den Tag

Rote Buttermilch

Für 1 Person • gelingt leicht
⊘ 5 Min.

250 ml Buttermilch • 100 ml Kirschsaft • 30 g Proteinpulver (Vanillegeschmack, mind. 80 % Proteingehalt)

Postoperative Variante:
150 ml Buttermilch • 1 EL pürierte Kirschen (gegart) • 15 g Proteinpulver

● Buttermilch, Kirschsaft und Proteinpulver miteinander verrühren.

Nährwerte pro Portion
270 kcal • 34 g E • 2 g F • 25 g KH
Postoperative Variante
120 kcal · 18 g E · 1 g F · 8 g KH

❮● Cappuccino, erfrischende Melone, rote Buttermilch

Köstliche Heidelbeeren
Blaues Wunder

Für 1 Person • geht schnell
⊘ 5 Min.

300 ml Sojamilch • 30 g Proteinpulver (neutral, mind. 80 % Proteingehalt) • 150 g Heidelbeeren • Vanille aus der Mühle

Postoperative Variante:
150 ml Sojamilch • 1 EL pürierte Heidelbeeren (gegart) • 15 g Proteinpulver

● Sojamilch mit dem Proteinpulver verrühren.

● Heidelbeeren waschen, pürieren und unter die Sojamilch rühren.

● Mit gemahlener Vanille abschmecken.

Tipp Falls Sie keine frischen Heidelbeeren haben, können Sie auch tiefgefrorene Früchte für diesen Heidelbeershake verwenden.

Nährwerte pro Portion
320 kcal • 35 g E • 8 g F • 23 g KH
Postoperative Variante
125 kcal · 18 g E · 2 g F · 8 g KH

Eine gelungene Kombination
Mandelmilch mit Aprikosen

Für 1 Person • geht schnell
⊘ 5 Min.

300 ml Mandelmilch • 30 g Proteinpulver (neutral, mind. 80 % Proteingehalt) • 3 Aprikosen

Postoperative Variante:
150 ml Mandelmilch • 1 EL pürierte Aprikosen (gegart) • 15 g Proteinpulver

● Mandelmilch mit dem Proteinpulver verrühren.

● Aprikosen waschen, Steine entfernen, in kleine Stücke schneiden und pürieren.

● Alle Zutaten miteinander verrühren.

Tipp Falls Sie keine frischen Aprikosen haben, können Sie auch einkochte Aprikosen verwenden. Schmeckt leicht gekühlt besonders gut.

Nährwerte pro Portion
250 kcal • 28 g E • 4 g F • 23 g KH
Postoperative Variante
100 kcal · 13 g E · 2 g F · 6 g KH

Mit dem gewissen Etwas
Avocadodrink

Für 1 Person • gelingt leicht
⊘ 10 Min.

½ Avocado • 300 ml Buttermilch • 1 TL Olivenöl • 1 EL Limettensaft • 30 g Proteinpulver (neutral, mind. 80 % Proteingehalt) • 1 Stängel Koriander • Chilipulver • Salz • Pfeffer

● Avocado schälen und in kleine Würfel schneiden.

● Buttermilch mit Olivenöl und Limettensaft in ein hohes Gefäß geben, Avocado und Proteinpulver hinzufügen und alles pürieren.

● Koriander waschen, trocken tupfen, fein hacken und zu dem Avocadodrink geben. Mit Chili, Salz und Pfeffer abschmecken.

Tipp Anstatt Chilipulver können Sie auch ein kleines Stück getrocknete oder frische Chilischote fein hacken und verwenden.

Nährwerte pro Portion
390 kcal • 36 g E • 18 g F • 18 g KH

Schmeckt frisch und fruchtig

Karotten-Orangen-Shake

Für 1 Person • gelingt leicht
⊘ 5 Min.

250 g Kefir • 100 ml Karottensaft • 100 ml Orangensaft • 1 TL Walnussöl • 30 g Proteinpulver (neutral, mind. 80 % Proteingehalt) • 2 TL Limettensaft

● Alle Zutaten miteinander verrühren.

Nährwerte pro Portion
410 kcal • 34 g E • 15 g F • 30 g KH

Lust auf etwas Schärfe?

Scharfe Tomate

Für 1 Person • geht schnell
⊘ 5 Min.

300 ml Tomatensaft • 1 TL Olivenöl • 30 g Proteinpulver (neutral, mind. 80 % Proteingehalt) • Pfeffer • Tabasco

● Tomatensaft mit Olivenöl und Proteinpulver verrühren.

● Mit Pfeffer und Tabasco abschmecken.

Nährwerte pro Portion
210 kcal • 27 g E • 6 g F • 11 g KH

Lassen Sie sich vom Hafer stechen

Haferblues mit Himbeere

Für 1 Person • gelingt leicht
⊘ 5 Min.

300 ml Hafermilch • 125 g Himbeeren (TK) • 30 g Proteinpulver (Himbeergeschmack, mind. 80 % Proteingehalt)

Postoperative Variante:
150 ml Hafermilch • 1 EL pürierte Himbeeren (gegart) • 15 g Proteinpulver

● Hafermilch, Himbeeren und Proteinpulver in einen Mixer geben und pürieren.

Nährwerte pro Portion
305 kcal • 27 g E • 6 g F • 28 g KH
Postoperative Variante
130 kcal · 13 g E · 3 g F · 12 g KH

SUPPENKÜCHE

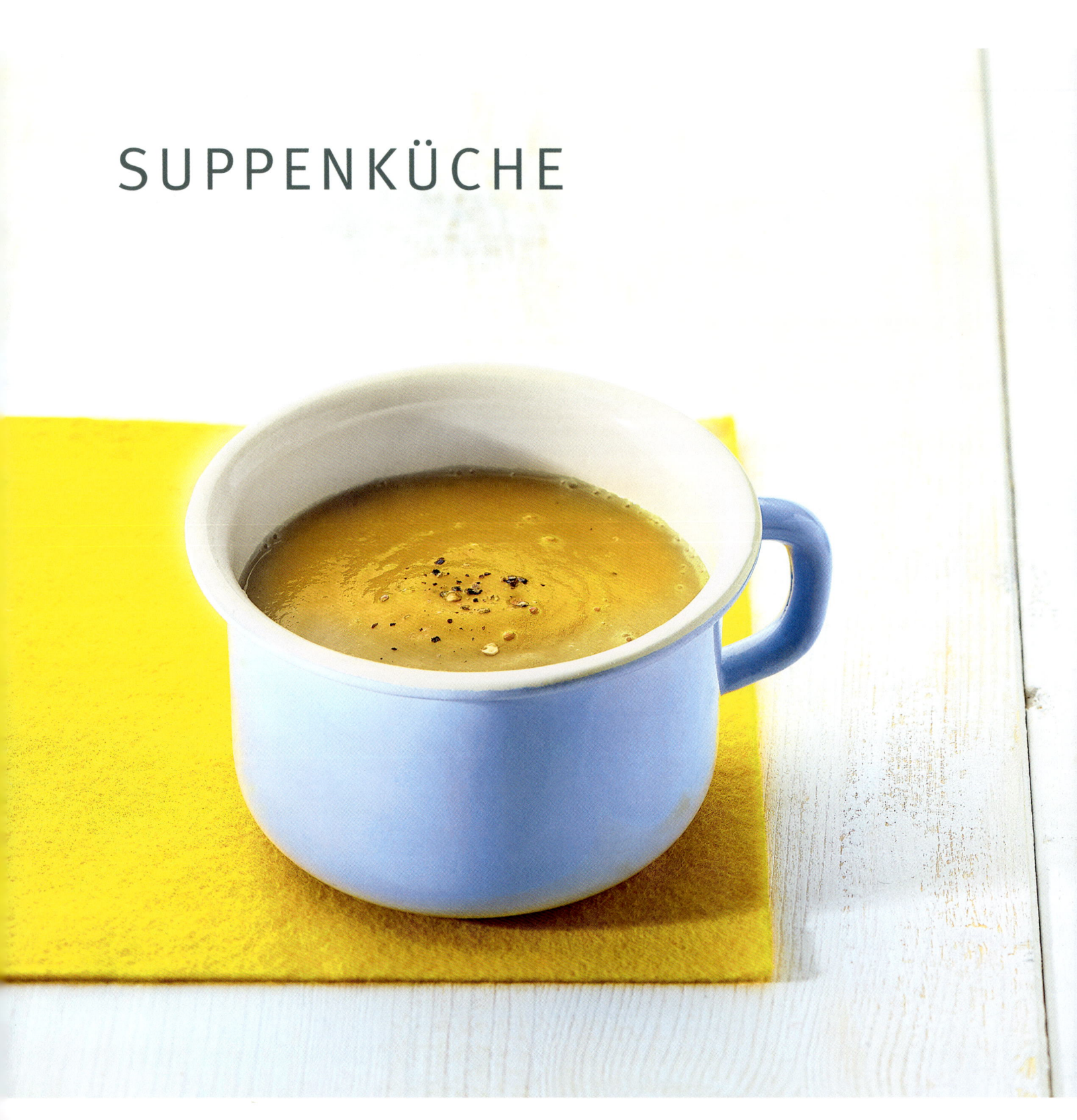

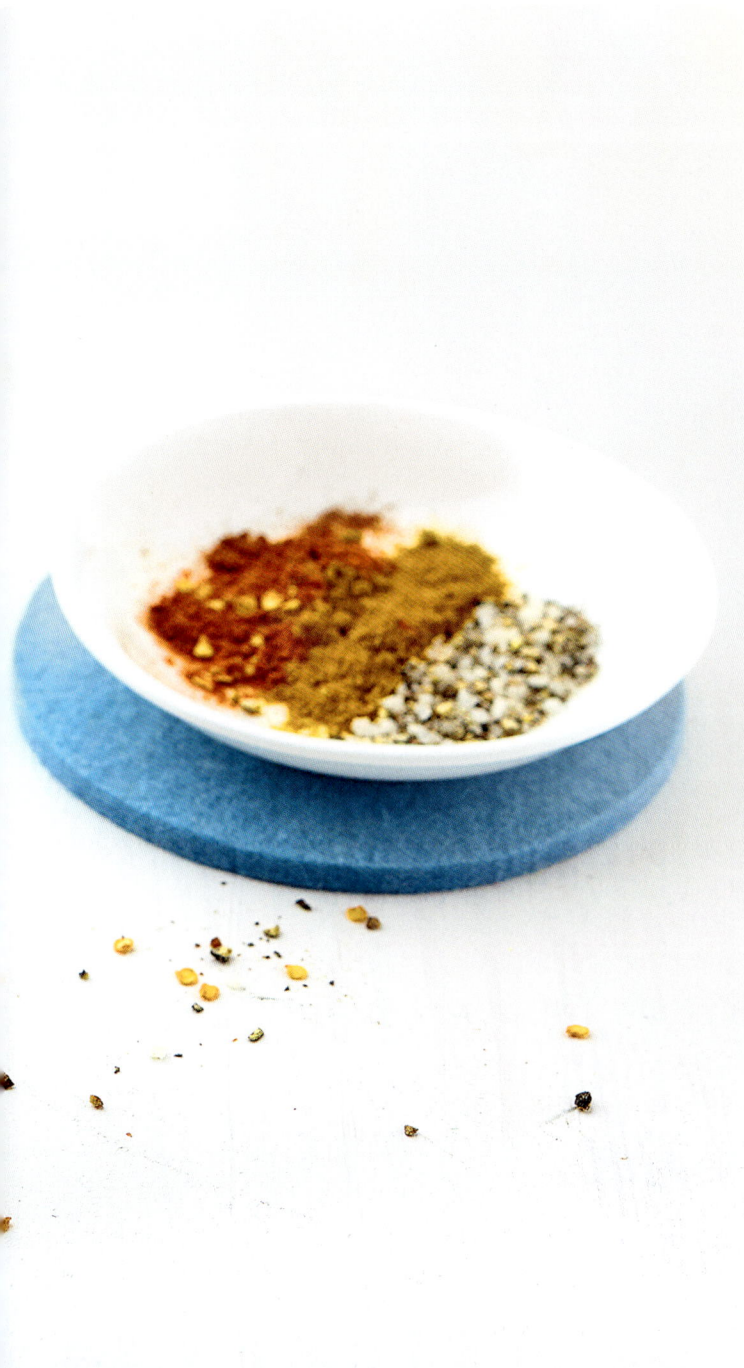

Hier finden Sie Suppen, die in der Flüssigphase vor der Operation lecker schmecken. Auch nach der Operation können Sie diese Suppen genießen, dann allerdings in deutlich kleineren Portionen. Sie können viele Suppen vorkochen und in Portionen zu 150 ml für die Zeit nach der Operation einfrieren. Die Nährwertangaben der Suppen beziehen sich sowohl auf die Portion vor der Operation, die etwas großzügiger angegeben ist, als auch auf die Portion von 150 ml.

Wenn Sie Suppen für die postoperative Flüssigphase einfrieren möchten, gehen Sie bitte sparsam mit den Gewürzen um, denn die meisten vertragen direkt nach der OP keine scharfen Gewürze.

Nach der Operation müssen Sie auf eine ausreichende Eiweißzufuhr achten. Die Eiweißmengen in den angegebenen Suppen sind oft nicht ausreichend. Sie können gerne Ihre Suppen mit zusätzlichem Eiweiß verfeinern (siehe Eiweißliste Umschlaginnenseite vorne).

Hier einige Möglichkeiten:

- 1–2 TL Frischkäse
- 1–2 TL Thunfischcreme (Seite 121)
- 2–4 Würfel Schafskäse
- 1 Ei (rohes Ei verquirlen und in die Suppe geben, mit aufkochen und mit Schneebesen verrühren)

◄ Karotten-Kartoffel-Suppe mit Ingwer (Seite 60)

Schmeckt nach Asien

Karotten-Kartoffel-Suppe mit Ingwer

Für 2 Personen • gelingt leicht
⊘ 40 Min.

500 g Karotten • 250 g Kartoffeln • 1 kleine Zwiebel • 2 cm Ingwerwurzel • 1 EL Rapsöl • 700 ml Gemüsebrühe • 200 ml Kokosmilch • 300 ml Milch (1,5 % Fett) • Salz • Pfeffer • Currypulver • Chilipulver

● Karotten und Kartoffeln schälen und grob würfeln. Zwiebel schälen und würfeln, Ingwer schälen und fein reiben.

● Öl in einem Topf erhitzen, Zwiebeln dazugeben, glasig dünsten, Karotten- und Kartoffelwürfel und geriebenen Ingwer dazugeben und kurz mitdünsten.

● Mit Gemüsebrühe, Kokosmilch und Milch auffüllen. Zum Kochen bringen und ca. 15–20 Min. bei mittlerer Hitze köcheln lassen.

● Die Suppe pürieren, mit Salz, Pfeffer, Curry- und Chilipulver nach Geschmack würzen.

Nährwerte pro Portion
535 kcal • 12 g E • 31 g F • 49 g KH
Postoperative Variante (Portionsgröße 150 ml)
80 kcal • 2 g E • 5 g F • 7 g KH

Exotische Wunderknolle

Süßkartoffelsuppe

Für 2 Personen • gelingt leicht
⊘ 30 Min.

1 kleine Zwiebel • 1 Knoblauchzehe • 2 cm Ingwerwurzel • 500 g Süßkartoffel • 1 mittelgroße Tomate • 1 EL Rapsöl • 500 ml Gemüsebrühe • 200 ml Milch (1,5 % Fett) • Salz • Pfeffer • 3 TL Zitronensaft • 1 EL Schmand (20 % Fett) • Chilipulver

● Zwiebel, Knoblauch schälen und fein hacken, Ingwer schälen und fein reiben. Süßkartoffeln schälen und grob würfeln, Tomate würfeln.

● Öl in einem Topf erhitzen, Zwiebeln und Knoblauch glasig dünsten. Süßkartoffel- und Tomatenwürfel und geriebenen Ingwer dazugeben, kurz mitdünsten.

● Mit Gemüsebrühe und Milch auffüllen, mit Salz und Pfeffer würzen. Zum Kochen bringen und ca. 20 Min. bei mittlerer Hitze köcheln lassen.

● Die Suppe pürieren, mit Zitronensaft und Schmand abschmecken und evtl. nochmals mit Salz, Pfeffer und Chilipulver würzen.

Nährwerte pro Portion
450 kcal • 10 g E • 12 g F • 70 g KH

Ein edles Gemüse

Kohlrabisuppe

Für 2 Personen • geht schnell
⊘ 30 Min.

2 Kohlrabi • 250 g Kartoffeln • 1 kleine Zwiebel • 1 EL Rapsöl • 500 ml Gemüsebrühe • 250 ml Milch (3,5 %) • Salz • Pfeffer • Muskat

● Kohlrabi und Kartoffeln schälen und in kleine Würfel schneiden. Zwiebel schälen und fein hacken.

● Öl in einem Topf erhitzen, Zwiebel darin glasig dünsten, Kohlrabi und Kartoffeln zugeben und kurz mitdünsten.

● Mit Gemüsebrühe und Milch auffüllen, bei mittlerer Hitze 15 Min. köcheln lassen.

● Die Suppe pürieren, mit Salz, Pfeffer und Muskat abschmecken.

Nährwerte pro Portion
310 kcal • 12 g E • 10 g F • 37 g KH
Postoperative Variante (Portionsgröße 150 ml)
60 kcal • 2 g E • 2 g F • 7 g KH

Diese Suppe schmeckt immer gut

Brokkolicreme-suppe

Für 2 Personen • preisgünstig
⊘ 30 Min.

1 kleine Zwiebel • 1 Knoblauchzehe • 500 g Brokkoli • 250 g Kartoffeln • 1 EL Rapsöl • 750 ml Gemüsebrühe • 40 g Frischkäse • Salz • Pfeffer

● Zwiebel und Knoblauchzehe schälen und fein hacken. Brokkoli waschen und in Röschen teilen, Strunk schälen und würfeln, Kartoffeln schälen und in grobe Würfel schneiden.

● Öl in einem Topf erhitzen, Zwiebeln und Knoblauch darin glasig dünsten, Brokkoli und Kartoffeln zugeben und kurz mitdünsten.

● Mit Gemüsebrühe auffüllen, bei mittlerer Hitze 15 Min. köcheln lassen.

● Die Suppe pürieren, Frischkäse unterrühren und mit Salz und Pfeffer abschmecken.

Nährwerte pro Portion
320 kcal • 15 g E • 13 g F • 29 g KH
Postoperative Variante (Portionsgröße 150 ml)
60 kcal • 3 g E • 2 g F • 5 g KH

Sehr aromatisch

Fenchelsuppe

Für 2 Personen • gelingt leicht
⊘ 45 Min.

450 g Fenchel (2 Knollen) • 200 g Kartoffeln • 1 kleine Zwiebel • 1 EL Rapsöl • 600 ml Gemüsebrühe • 200 ml Milch (1,5 % Fett) • Salz • Pfeffer • Muskat • 2 EL Sahne

● Fenchel waschen und in kleine Würfel schneiden. Kartoffel schälen und würfeln. Zwiebel schälen und fein hacken.

● Öl in einem Topf erhitzen, Zwiebeln glasig dünsten, Fenchel- und Kartoffelwürfel dazugeben und kurz mitdünsten.

● Mit Gemüsebrühe und Milch auffüllen. Zum Kochen bringen und bei mittlerer Hitze etwa 25 Min. köcheln lassen.

● Die Suppe pürieren, mit Salz, Pfeffer und Muskat abschmecken und mit der Sahne verfeinern.

Nährwerte pro Portion
290 kcal • 10 g E • 12 g F • 30 g KH
Postoperative Variante (Portionsgröße 150 ml)
55 kcal · 2 g E · 2 g F · 6 g KH

Karottensuppe einmal anders

Erdnusssuppe mit Karotten

Für 2 Personen • gelingt leicht
⊘ 35 Min.

1 Zwiebel • 200 g Karotten • 1 EL Olivenöl • 750 ml Gemüsebrühe • 120 g Erdnussmus • Kreuzkümmel • Chilipulver • Pfeffer • Salz • 1 Kästchen Kresse

● Zwiebel schälen und fein hacken. Karotten schälen und in kleine Stückchen schneiden.

● Olivenöl in einem Topf erhitzen, Zwiebel darin glasig dünsten, Karotten zugeben und mitdünsten.

● Gemüsebrühe dazugießen, bei mittlerer Hitze ca. 15 Min. köcheln.

● Suppe pürieren, Erdnussmus dazugeben. Mit Kreuzkümmel, Chilipulver, Salz und Pfeffer abschmecken. Suppe mit Kresse garnieren.

Nährwerte pro Portion
495 kcal • 21 g E • 37 g F • 16 g KH
Postoperative Variante (Portionsgröße 150 ml)
125 kcal · 5 g E · 9 g F · 4 g KH

So viel Zeit muss sein

Paprikasuppe

Für 2 Personen • braucht etwas mehr Zeit
⊘ 60 Min.

3 rote Paprikaschoten • 1 Zwiebel • 1 Knoblauchzehe
• 1 Kartoffel • 10 g Butter • 2 TL Paprikapulver • Chilipulver
• 750 ml Gemüsebrühe • Pfeffer • Salz • 100 g Frischkäse
(fettreduziert)

● Den Backofen auf 250 Grad vorheizen (Umluft
230 Grad).

● Paprikaschoten waschen, halbieren und die weißen
Häutchen entfernen. Schoten mit der Haut nach oben
auf ein Backblech legen und für ca. 20 Min. in den Ofen
geben. Sobald die Haut dunkle Blasen bildet, Paprika aus
dem Ofen nehmen, abkühlen lassen, Haut abziehen und
Paprika in kleine Würfel schneiden.

● Zwiebel und Knoblauchzehe schälen und fein hacken.
Kartoffel waschen, schälen und klein würfeln.

● Butter im Topf zerlassen, Zwiebel und Knoblauch
glasig dünsten, Paprika- und Chilipulver zugeben, kurz
mitbraten. Kartoffelwürfel dazugeben, kurz mitdünsten,
mit Gemüsebrühe auffüllen und ca. 10 Min. bei leichter
Hitze köcheln lassen. Paprikawürfel dazugeben, nochmals ca. 10 Min. köcheln lassen, dann die Suppe pürieren
und mit Salz und Pfeffer abschmecken.

● Frischkäse unterrühren und servieren.

Nährwerte pro Portion
235 kcal • 9 g E • 11 g F • 22 g KH

Eine goldgelbe Suppe nicht nur für trübe Herbsttage

Exotische Kürbissuppe mit Curry

Für 2 Personen • gut vorzubereiten
⊘ 35–40 Min.

1 kleiner Kürbis (Hokkaido) • 250 g Kartoffeln • 2 kleine
Zwiebeln • 1 Knoblauchzehe • 2 cm Ingwerwurzel • 1 EL
Rapsöl • 1–2 EL Currypulver • 500 ml Gemüsebrühe • 200 ml
Kokosmilch • 200 ml Milch (1,5 % Fett) • 1 EL Zitronensaft
• Salz • Pfeffer

● Kürbis waschen, vierteln, Kerne entfernen und grob
würfeln. Kartoffeln schälen und grob würfeln. Zwiebeln
und Knoblauch schälen und fein hacken, Ingwer schälen
und fein reiben.

● Öl in einem Topf erhitzen, Zwiebeln und Knoblauch
dazugeben, glasig dünsten, Kürbis- und Kartoffelwürfel
und geriebenen Ingwer dazugeben, kurz mitdünsten und
mit dem Currypulver bestreuen.

● Mit Gemüsebrühe, Kokosmilch und Milch auffüllen.
Zum Kochen bringen und ca. 15–20 Min. bei mittlerer
Hitze köcheln lassen.

● Die Suppe pürieren, Zitronensaft zugeben, mit Salz
und Pfeffer würzen.

Tipp Wer die Suppe etwas schärfer mag, kann mit Chilipulver, Koriander und Kreuzkümmel nachwürzen.

Nährwerte pro Portion
550 kcal • 14 g E • 30 g F • 50 g KH
Postoperative Variante (Portionsgröße 150 ml)
80 kcal · 2 g E · 4 g F · 7 g KH

❖ Exotische Kürbissuppe mit Curry

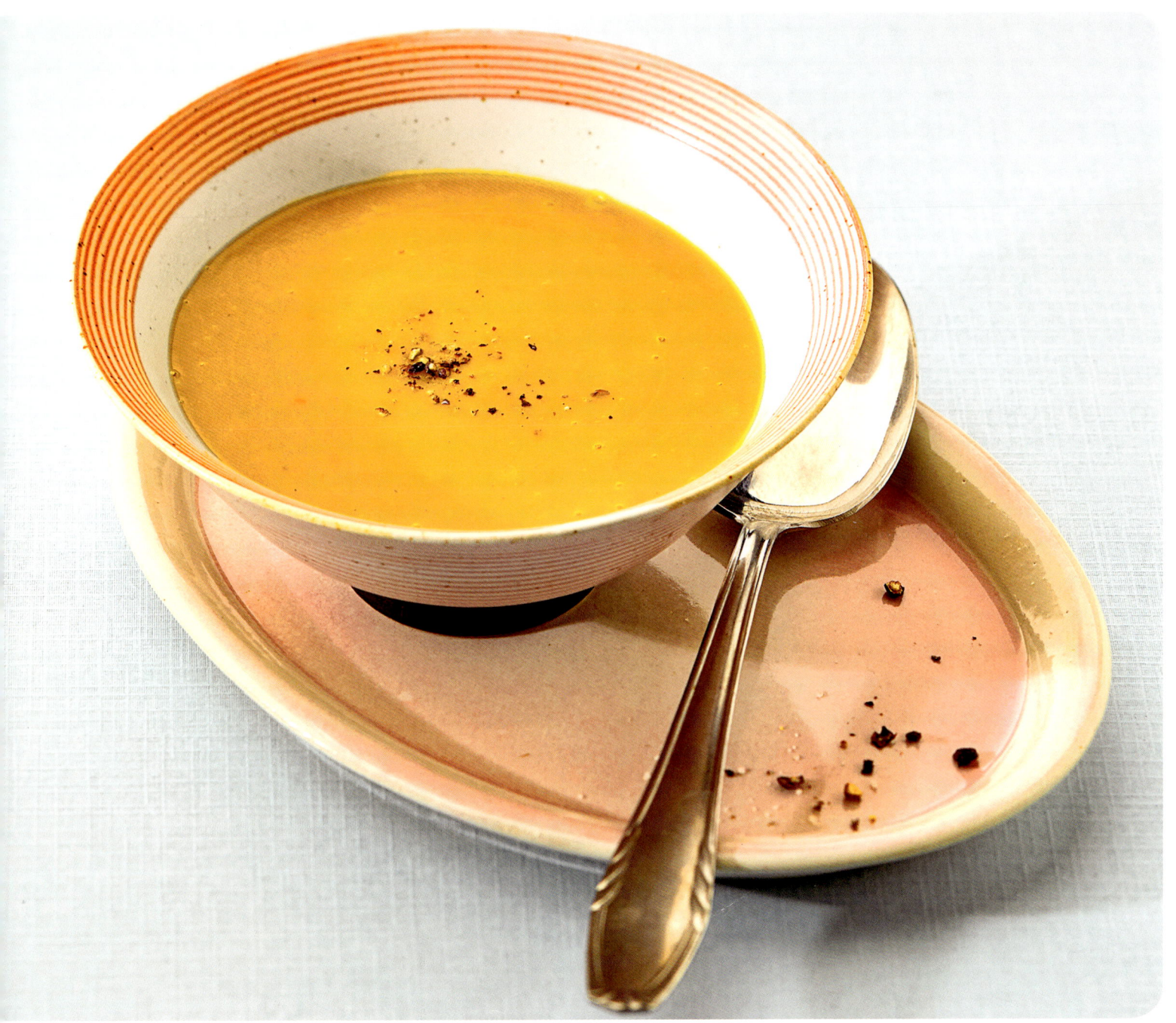

Ideal an heißen Sommertagen
Kalte Gurken- suppe

Für 2 Personen • gelingt leicht
⊘ 15 Min. + mind. 30 Min. Kühlzeit

1 Gurke • ¼ Cantaloupe-Melone • 1 Knoblauchzehe • 1 EL Olivenöl • 1 EL Zitronensaft • 500 g Joghurt (z. B. Ayran) • Salz • Pfeffer

● Gurke schälen, längs aufschneiden, ggf. Kerne entfernen und in kleine Stücke schneiden. Melone schälen, Kerne entfernen und in kleine Stücke schneiden. Knoblauchzehe schälen und fein hacken.

● Gurke, Melone, Knoblauch, Olivenöl, Zitronensaft und Joghurt pürieren.

● Mit Salz und Pfeffer abschmecken und kühl stellen.

Nährwerte pro Portion
200 kcal • 6 g E • 11 g F • 16 g KH

So schmeckt der Urlaub
Gazpacho

Für 2 Personen • gelingt leicht
⊘ 40 Min. + 2 Std. Kühlzeit

1 Schalotte • 1 Knoblauchzehe • 350 g Tomaten • ¼ Salatgurke • ½ Paprikaschote • 150 g Tomaten, stückig (aus der Packung) • 200 ml Gemüsebrühe • 2 EL Olivenöl • Salz • Pfeffer • 1 Pr. Zucker • Tabasco • 50 g Frischkäse • 50 g Quark (20 %) • 1 Stängel Basilikum

● Schalotte und Knoblauch schälen und fein hacken. Tomaten waschen und Gurke schälen. Beides in kleine Würfel schneiden. Paprika entkernen, waschen und klein schneiden. Alles zusammen mit den stückigen Tomaten, der Gemüsebrühe und dem Öl pürieren.

● Mit Salz, Pfeffer, Zucker und Tabasco abschmecken, kühl stellen.

● Frischkäse und Quark verrühren. Basilikum waschen, trocken tupfen und fein hacken.

● Aus der Quarkcreme mit 2 Teelöffeln kleine Klößchen formen und in die Suppe geben. Mit Basilikum bestreuen.

Nährwerte pro Portion
245 kcal • 9 g E • 15 g F • 15 g KH

Fruchtig-frisch und aromatisch
Tomatensuppe

Für 2 Personen • geht schnell
⊘ 25 Min.

1 Knoblauchzehe • ½ Zwiebel • 1 EL Olivenöl • 500 g Tomaten, stückig (aus der Packung) • 1 Zweig Thymian • 500 ml Gemüsebrühe • 100 g Frischkäse (14 % Fett) • Salz • Pfeffer • 1 Pr. Zucker • Thymian • Oregano

● Knoblauch und Zwiebel schälen und fein würfeln. Öl in Topf erhitzen. Knoblauch und Zwiebel andünsten, Tomaten und Thymianzweig zugeben und kurz mitdünsten.

● Mit Gemüsebrühe auffüllen, bei leichter Hitze ca. 15 Min. köcheln lassen.

● Thymianzweig entfernen, Frischkäse zugeben und Suppe pürieren.

● Mit Salz, Pfeffer, Zucker, Thymian und Oregano abschmecken.

Tipp Dies ist eine sehr schnelle Zubereitung der Tomatensuppe. Noch besser schmeckt sie mit frischen, gut gereiften und aromatischen Tomaten.

Nährwerte pro Portion
200 kcal • 7 g E • 14 g F • 11 g KH

Eine herzhafte Suppe
Kartoffel-Lauch-Suppe

Für 2 Personen • preisgünstig
⊘ 40 Min.

1 Zwiebel • 300 g Kartoffel • 1 Stange Lauch (ca. 250 g) • 1 EL Olivenöl • 700 ml Gemüsebrühe • 100 g Thunfisch (naturell, Abtropfgewicht) • Salz • Pfeffer • Muskat

● Zwiebel schälen und fein hacken. Kartoffeln schälen und grob würfeln. Lauch putzen, waschen und in Ringe schneiden.

● Öl in einem Topf erhitzen, Zwiebeln darin glasig dünsten, Kartoffeln und Lauch zugeben und kurz mitdünsten.

● Mit Gemüsebrühe auffüllen, bei mittlerer Hitze 15–20 Min. köcheln lassen.

● Den abgetropften Thunfisch zugeben, die Suppe pürieren und mit Salz, Pfeffer und Muskat würzen.

Nährwerte pro Portion
275 kcal • 19 g E • 7 g F • 30 g KH
Postoperative Variante (Portionsgröße 150 ml)
60 kcal · 4 g E · 2 g F · 6 g KH

Exotisch mit Koriander
Erbsensuppe

Für 2 Personen • gelingt leicht
⊘ 30 Min.

2 Schalotten • 1 mittelgroße Kartoffel • ¼ Bund Koriander • 20 g Butter • 300 g Erbsen (TK) • 500 ml Gemüsebrühe • 250 ml Milch (1,5 % Fett) • Salz • Pfeffer

● Schalotten schälen und fein würfeln. Kartoffel schälen und würfeln. Koriander waschen, trocken tupfen und hacken.

● Butter in einem Topf erhitzen, Schalotten darin glasig dünsten, Kartoffelwürfel und Erbsen dazugeben, kurz mitdünsten.

● Mit Gemüsebrühe und Milch auffüllen, bei mittlerer Hitze ca. 15 Min. köcheln lassen.

● Die Suppe pürieren, mit Salz und Pfeffer abschmecken. Gehackten Koriander darüberstreuen.

Nährwerte pro Portion
315 kcal • 13 g E • 11 g F • 35 g KH

Ein Geschmackserlebnis
Maronensuppe mit Trüffel

Für 2 Personen • geht schnell
⊘ 25 Min.

2 Schalotten • 1 TL Butter • 200 g Maronen, gekocht • 200 ml Gemüsebrühe • 150 ml Milch • 50 ml Sahne • 1 Limette • Salz • Cayennepfeffer • 1 TL Trüffelöl

● Schalotten schälen und fein würfeln. Butter in Topf zerlassen, Schalotten andünsten, Maronen zugeben und kurz mitdünsten.

● Mit Gemüsebrühe und Milch auffüllen, bei leichter Hitze köcheln lassen, bis die Maronen richtig weich sind.

● Suppe pürieren, Sahne zugeben und nochmals kurz köcheln lassen.

● Limette auspressen, Suppe mit Salz, Cayennepfeffer und Limettensaft abschmecken. Trüffelöl vor dem Servieren zugeben.

Nährwerte pro Portion
370 kcal • 8 g E • 17 g F • 43 g KH
Postoperative Variante (Portionsgröße 150 ml)
160 kcal • 3 g E • 7 g F • 19 g KH

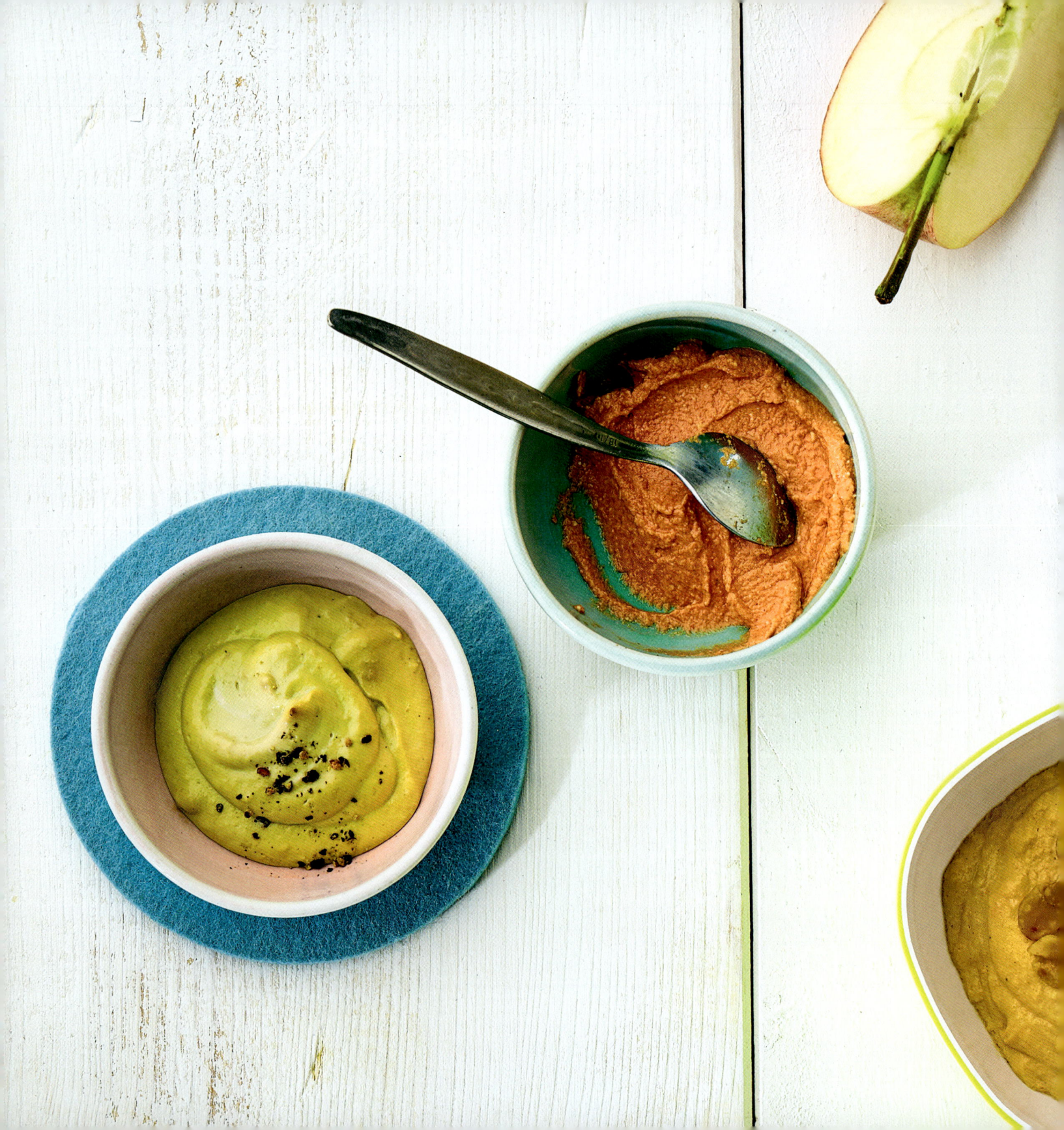

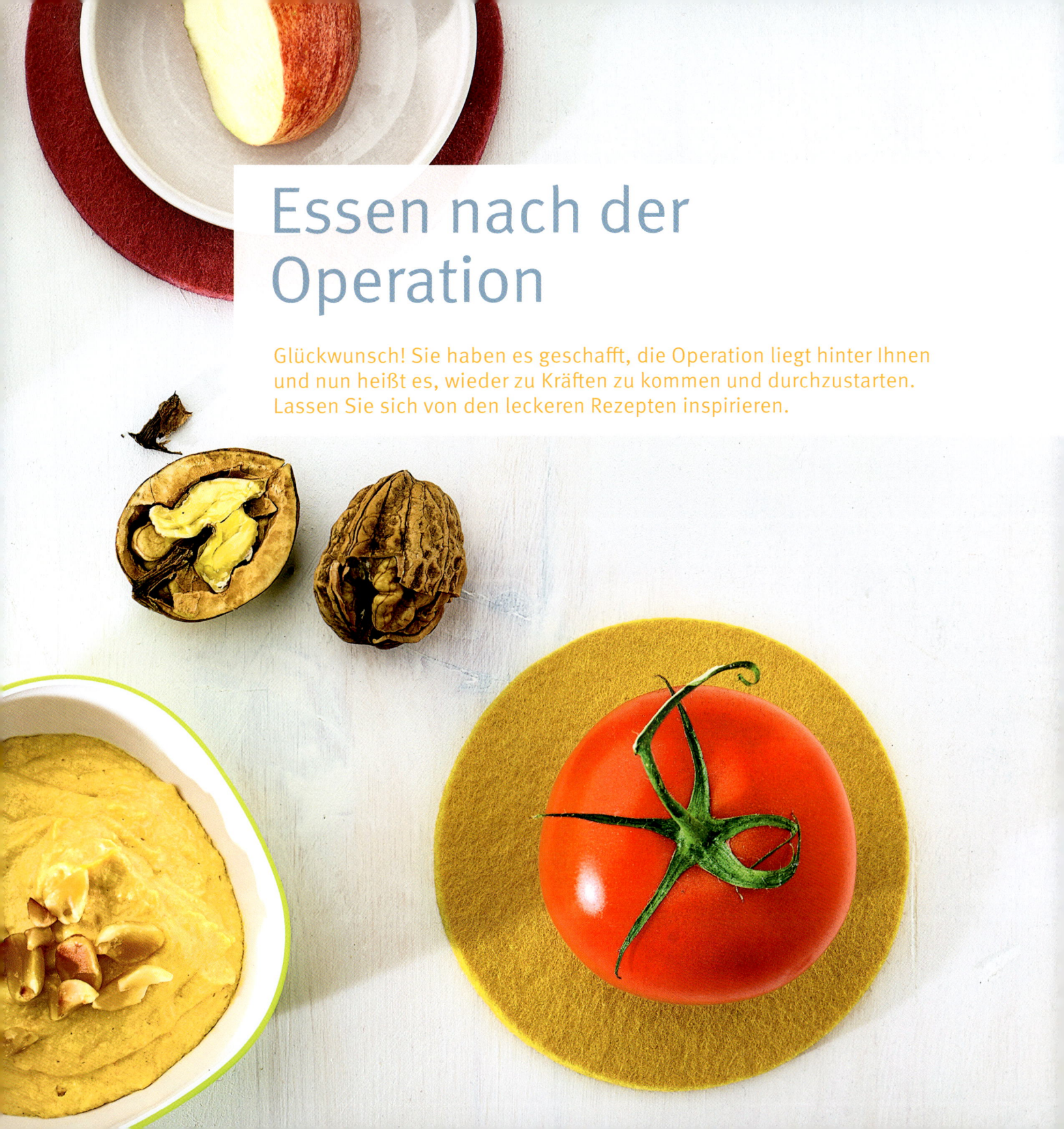

Essen nach der Operation

Glückwunsch! Sie haben es geschafft, die Operation liegt hinter Ihnen und nun heißt es, wieder zu Kräften zu kommen und durchzustarten. Lassen Sie sich von den leckeren Rezepten inspirieren.

SO GUT SCHMECKT
ES DIREKT NACH DER OP

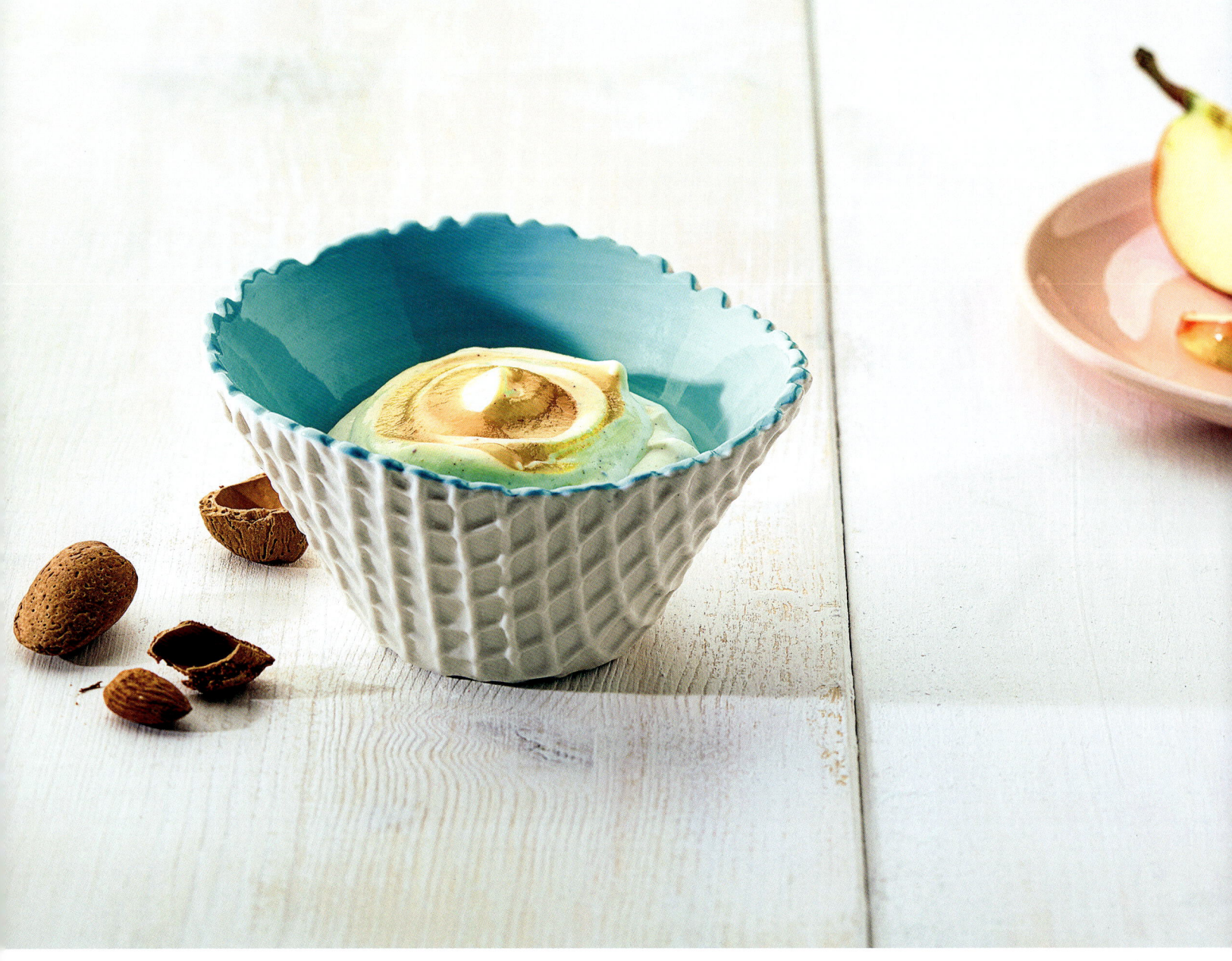

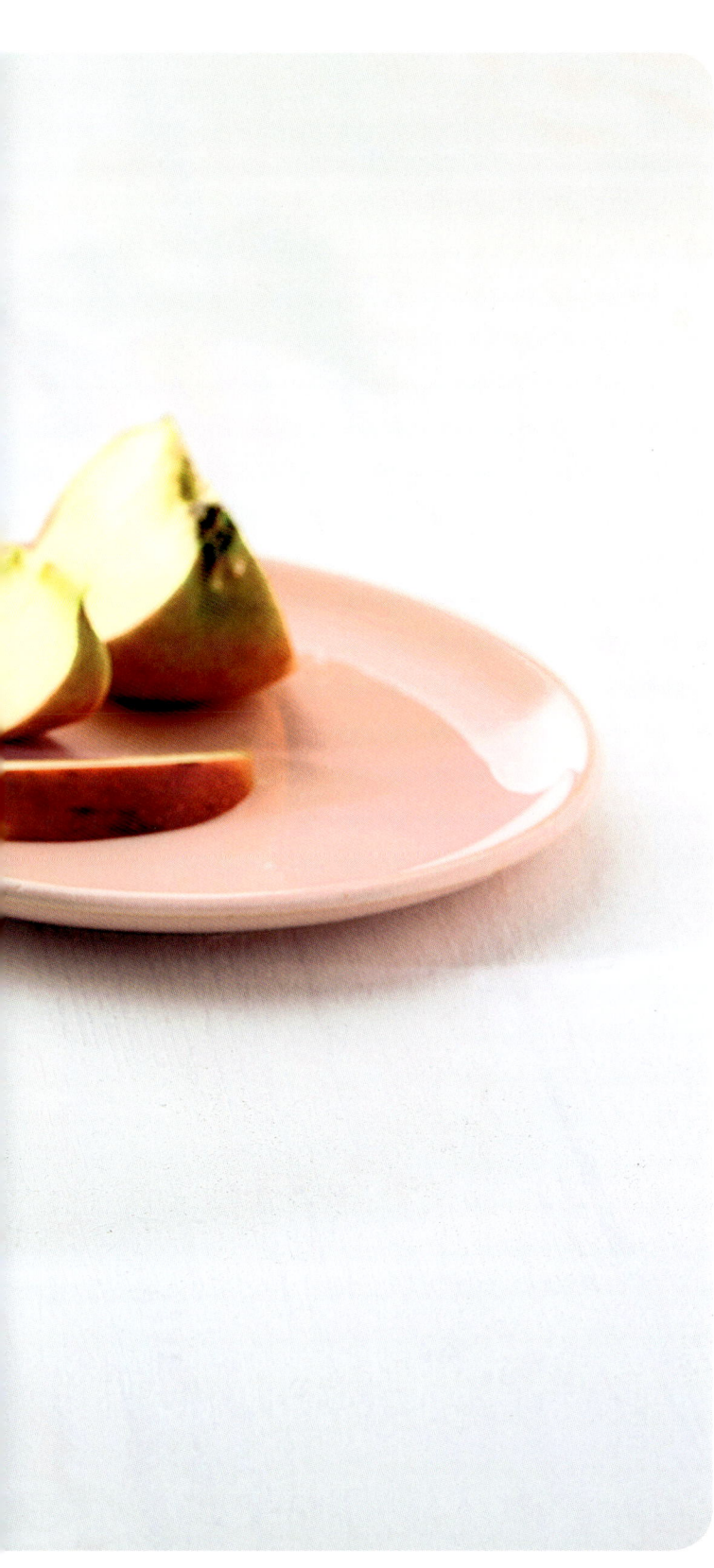

Mandel und Apfel passen einfach gut zusammen

Mus & Mus

Für 1 Person • geht schnell
⊘ 5 Min.

100 Joghurt (3,5 % Fett) • 10 g Proteinpulver (Vanillege-schmack, mit mind. 80 % Eiweißgehalt) • 1 EL Apfelmus • 1 TL Mandelmus

● Alle Zutaten miteinander verrühren.

Nährwerte pro Portion
180 kcal • 14 g E • 10 g F • 8 g KH

Mit besonders feinem Aroma

Quarkcreme mit Holunderblüten

Für 1 Person • gelingt leicht
⊘ 5 Min.

100 g Quark (20 % Fett) • 20 ml Milch (3,5 % Fett) • 3 TL Holunderblütengelee

● Quark mit der Milch verrühren und Holunderblütengelee (Seite 116) unterrühren.

Nährwerte pro Portion
140 kcal • 13 g E • 6 g F • 8 g KH

So starten Sie gut in den Tag

Schoko-Starter

Für 1 Person • geht schnell
⊘ 5 Min.

150 ml Milch (3,5 % Fett) • 20 g Instant-Haferflocken • 10 g Proteinpulver (Schokogeschmack, mind. 80 % Eiweißgehalt)

● Alle Zutaten miteinander verrühren.

Tipp Den Schoko-Starter können Sie kalt oder warm genießen.

Nährwerte pro Portion
210 kcal • 16 g E • 7 g F • 18 g KH

Mit einer Extraportion Vitamin C

Joghurt mit wilden Früchtchen

Für 1 Person • gelingt leicht
⊘ 5 Min.

50 g Joghurt (3,5 % Fett) • 50 g Quark (20 % Fett) • 1 TL Erdnussmus • 1 TL Sanddornmarmelade

● Alle Zutaten miteinander verrühren.

Nährwerte pro Portion
180 kcal • 11 g E • 10 g F • 11 g KH

Lecker mit Mandelmus

Honigquark

Für 1 Person • gelingt leicht
⏱ 5 Min.

80 g Quark (20 % Fett) • 20 ml Milch (3,5 % Fett) • 1 TL Honig • 1 TL Mandelmus

● Alle Zutaten miteinander verrühren.

Nährwerte pro Portion
200 kcal • 12 g E • 11 g F • 13 g KH

Eine tolle Kombi

Zimt-Vanille-Drink

Für 1 Person • gelingt leicht
⏱ 5 Min.

150 ml Milch (3,5 % Fett) • 10 g Proteinpulver (Vanillegeschmack, mind. 80 % Eiweißgehalt) • 1 Msp. Zimt

● Milch mit Proteinpulver in den Mixer geben und mit Zimt abschmecken.

Nährwerte pro Portion
140 kcal • 13 g E • 6 g F • 8 g KH

Lust auf Thunfisch?

Herzhafte Quarkspeise

Für 1 Person • gelingt leicht
⏱ 5 Min.

50 g Quark (20 % Fett) • 50 g Kefir • 1 TL Rapsöl • 2 TL Thunfischcreme (Seite 121) • Salz • Pfeffer

● Quark, Kefir und Rapsöl miteinander verrühren.

● Thunfischcreme unterrühren und mit Salz und Pfeffer würzen.

Nährwerte pro Portion
160 kcal • 11 g E • 11 g F • 4 g KH

Karotte trifft Erdnuss
Karottenquark

Für 1 Person • gelingt leicht
⊘ 5 Min.

100 g Quark (20 % Fett) • 1 TL Erdnussmus • 1 EL Karottenmus • Salz • Pfeffer

● Alle Zutaten miteinander verrühren und bei Bedarf mit Salz und Pfeffer würzen.

Tipp Sie können das Erdnussmus auch durch 1 TL Walnussöl ersetzen. Karottenmus können Sie einfach selbst machen. Karotten schälen, in kleine Stücke schneiden, weich kochen und pürieren. Fertig!

Nährwerte pro Portion
175 kcal • 15 g E • 10 g F • 5 g KH

Schmeckt fast wie Guacamole
Avocadocreme

Für 1 Person • gelingt leicht
⊘ 5 Min.

¼ Avocado • 80 g Quark (20 % Fett) • 20 ml Milch (3,5 % Fett) • Salz • Pfeffer

● Avocado schälen und in kleine Stückchen schneiden.

● Avocado, Quark und Milch pürieren und mit Salz und Pfeffer abschmecken.

Nährwerte pro Portion
160 kcal • 11 g E • 10 g F • 5 g KH

Herzhaft mit Tomatenmark
Rote Quarkcreme

Für 1 Person • gelingt leicht
⊘ 5 Min.

80 g Quark (20 % Fett) • 20 ml Milch (3,5 % Fett) • 1 TL Leinöl • 3 TL Tomatenmark • Salz • Pfeffer

● Quark, Milch, Leinöl und Tomatenmark miteinander verrühren und mit Salz und Pfeffer würzen.

Nährwerte pro Portion
150 kcal • 11 g E • 10 g F • 4 g KH

❯ Quarkvariationen

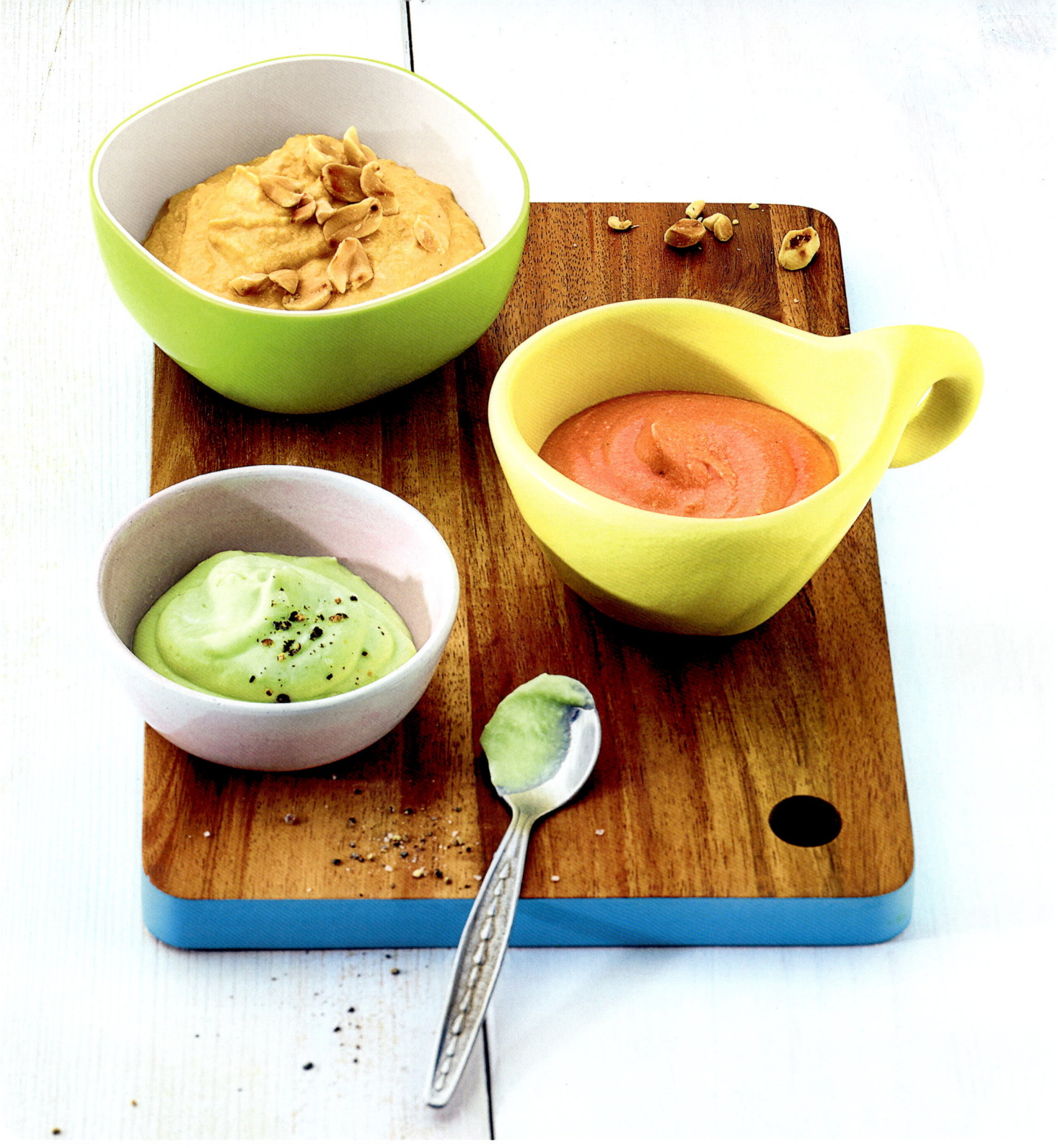

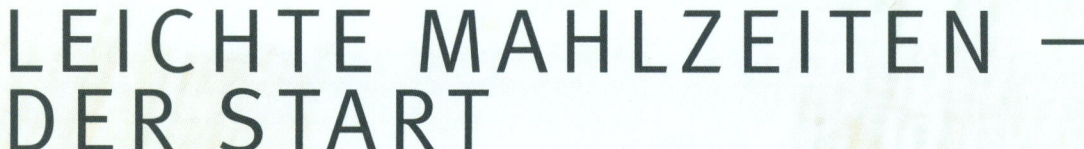

LEICHTE MAHLZEITEN – DER START

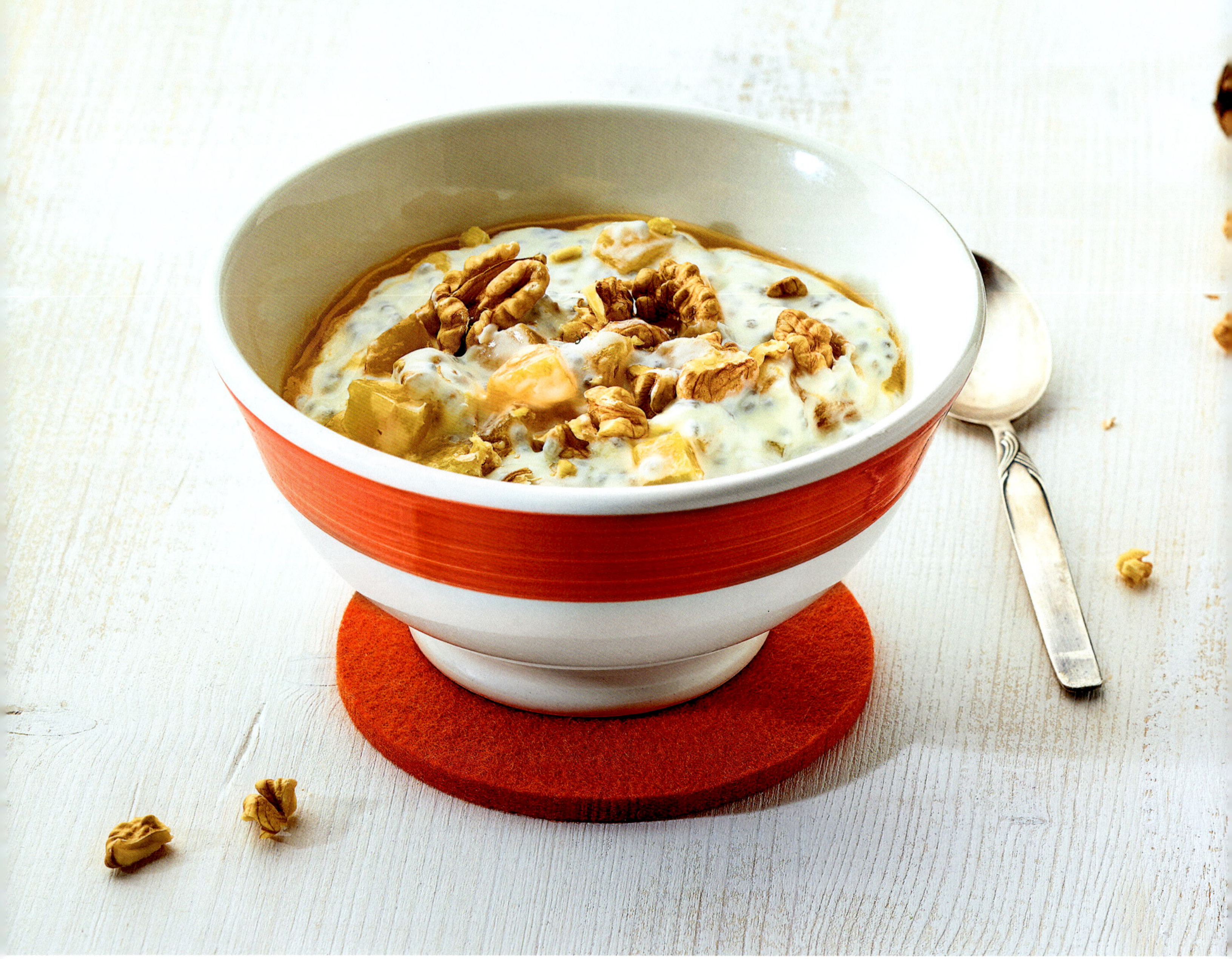

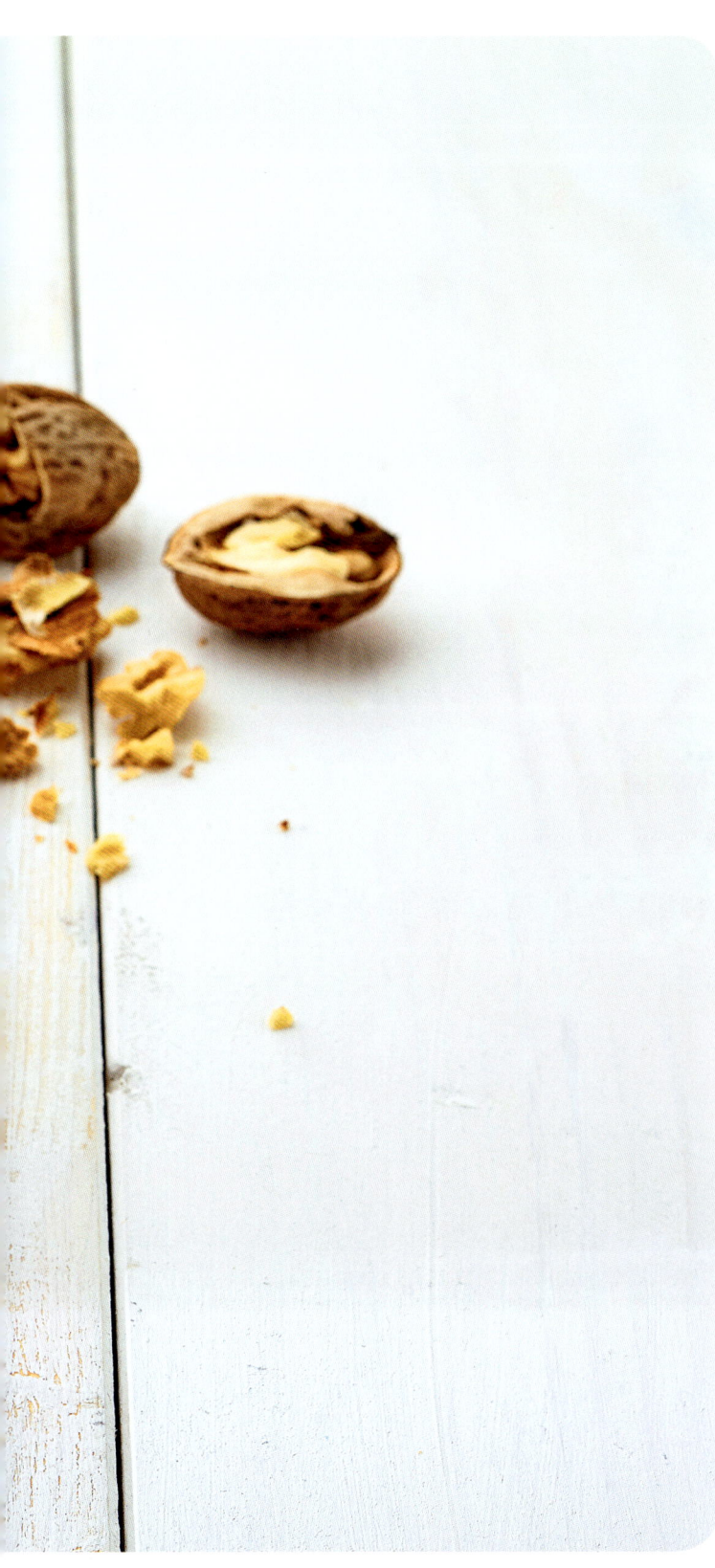

Die Flüssigphase haben Sie geschafft! Nun können Sie das pürierte, weiche Essen hinter sich lassen und endlich wieder richtig kauen! Genießen Sie die leckeren Rezepte, kauen Sie gut und hören Sie beim ersten Anzeichen einer Sättigung auf. Viel Spaß beim Zubereiten und guten Appetit!

Sie finden hier leckere Gerichte, die leicht nachzukochen sind. Portions- und Nährwertangaben beziehen sich immer auf Ihre kleine Portion. Eine Rezeptangabe für 2 Personen bedeutet also 2 Portionen für Sie!

Kochen Sie die Rezepte für die Familie, so können Sie folgendermaßen kalkulieren: Eine Rezeptangabe »Für 2 Personen« entspricht einer Portion für eine Person, die nicht operiert ist.

Nach der OP werden Nudeln und Reis von vielen nicht mehr gut vertragen. Aus diesem Grund finden Sie nur jeweils ein Rezept mit diesen Lebensmitteln. Auch rotes Fleisch wie Rind oder Schwein kann zu Problemen wie Druckgefühl und Unwohlsein führen. Da Hackfleisch deutlich besser vertragen wird, sind die Fleischgerichte überwiegend mit Hackfleisch zubereitet.

◂ Aprikosen-Walnuss-Quark (Seite 76)

Lädt zum Variieren ein

Grundrezept Omelett

Für 1 Person • gelingt leicht
⊘ 15 Min.

1 Ei • Salz • Pfeffer • 1 TL Rapsöl •
½ TL Schnittlauchröllchen

● Ei verrühren und mit Salz und Pfeffer würzen.

● Rapsöl in einer kleinen Pfanne erhitzen, Eimasse hinzugeben, bei kleiner Hitze stocken lassen.

● Mit den Schnittlauchröllchen bestreuen.

Tipp Im Handel gibt es sehr kleine Pfannen mit einem Durchmesser von ca. 10 cm. Die ideale Größe für solch kleine Portionen.

Variante 1 Für ein Omelett mit Speck 1 TL Speckwürfel in die Eimasse geben. (Nährwerte: 140 kcal, 9 g E, 11 g F, 2 g KH)

Variante 2 Für ein Omelett mit Käse 2 TL geriebenen Käse (z. B. Emmentaler) in die Eimasse geben. (Nährwerte: 170 kcal, 10 g E, 14 g F, 2 g KH)

Nährwerte pro Portion
130 kcal • 7 g E • 11 g F • 2 g KH

So kann der Tag beginnen

Frischkäse mit Apfel und Zimt

Für 1 Person • gelingt leicht
⊘ 5 Min.

¼ Apfel • 1 TL Walnussöl • 100 g körniger Frischkäse • Zimt

● Apfel in kleine Stückchen schneiden und mit dem Öl und dem Frischkäse verrühren.

● Mit Zimt abschmecken.

Tipp Wenn Sie es etwas körniger mögen, können Sie den Frischkäse gerne mit 1–2 TL Haferflocken oder Müsli verfeinern.

Nährwerte pro Portion
170 kcal • 12 g E • 9 g F • 8 g KH

Für die Extra-Portion Omega 3

Aprikosen-Walnuss-Quark

Für 1 Person • gelingt leicht
⊘ 10 Min.

½ TL Chia-Samen • 1 Aprikose • 100 g Quark (20 %) • 1 TL Walnussöl • 1 EL Walnusskerne

● Chia-Samen in etwas Wasser einweichen und kurz quellen lassen. Aprikose waschen und in kleine Stücke schneiden.

● Quark mit Öl verrühren, Aprikose, Walnusskerne und Chia-Samen zugeben.

Nährwerte pro Portion
255 kcal • 15 g E • 18 g F • 8 g KH

Einfach – aber lecker!

Pellkartoffel mit Kräuterquark

Für 1 Person • gelingt leicht
⏱ 15 Min.

1 kleine Kartoffel • 1 Stängel Petersilie • 2 Stängel Schnittlauch • 80 g Quark (20 %) • 1 TL Leinöl • Salz • Pfeffer

● Kartoffel kochen, Petersilie und Schnittlauch waschen, trocken tupfen und fein hacken.

● Quark mit Öl verrühren, Kräuter dazugeben und mit Salz und Pfeffer abschmecken.

Nährwerte pro Portion
170 kcal • 11 g E • 9 g F • 10 g KH

Ein wunderbarer, leichter Genuss

Kräuterfrischkäse mit Karottensticks

Für 1 Person • gelingt leicht
⏱ 10 Min.

50 g Karotten • 1 Stängel Petersilie • 2 Stängel Schnittlauch • 1 TL Walnussöl • 100 g körniger Frischkäse • Salz • Pfeffer

● Karotten schälen, in etwas dickere Streifen schneiden und in wenig Wasser kurz andämpfen. Petersilie und Schnittlauch waschen, trocken tupfen und fein hacken.

● Kräuter und Öl mit dem Frischkäse vermengen und mit Salz und Pfeffer würzen.

● Karottensticks in den Frischkäse dippen.

Nährwerte pro Portion
175 kcal • 13 g E • 9 g F • 7 g KH

Frisch aus dem Ofen ...

Kabeljaufilet mit Gemüsestreifen

Für 2 Personen • gelingt leicht
⏱ 10 Min. + 20 Min. Backzeit

150 g Kabeljaufilet • 1 EL Zitronensaft • 100 g Zucchini • 100 g Kartoffeln • ½ Knoblauchzehe • 1 TL Olivenöl • Salz • Pfeffer • ½ TL Kräuter der Provence • Alufolie

● Backofen auf 200 Grad (Umluft 180 Grad vorheizen).

● Fisch waschen, trocken tupfen und mit Zitronensaft beträufeln. Zucchini waschen und in feine Streifen schneiden. Kartoffeln schälen und in kleine Würfel schneiden. Knoblauch schälen, in kleine Scheiben schneiden.

● Ein Stück Alufolie mit dem Öl bepinseln, Fisch daraufsetzen, Zucchini, Kartoffeln und Knoblauch dazugeben, mit Salz, Pfeffer und Kräuter der Provence würzen. Alufolie zusammenfalten und die Seiten ebenfalls gut verschließen.

● Im vorgeheizten Backofen bei 200 Grad (Umluft 180 Grad) ca. 20 Min. garen.

Nährwerte pro Portion
130 kcal • 15 g E • 3 g F • 9 g KH

LEICHTE MAHLZEITEN – FRÜHSTÜCKSIDEEN

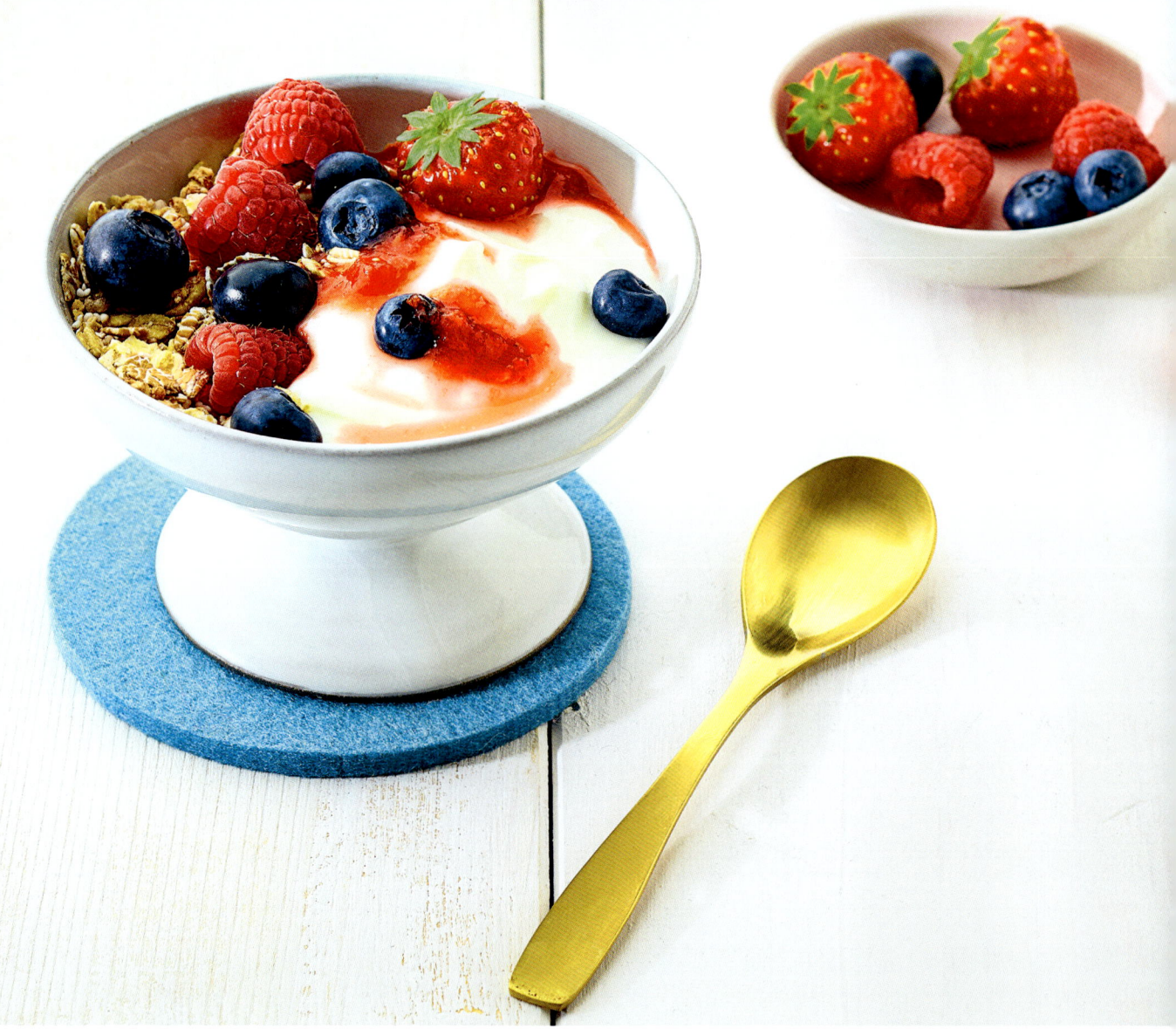

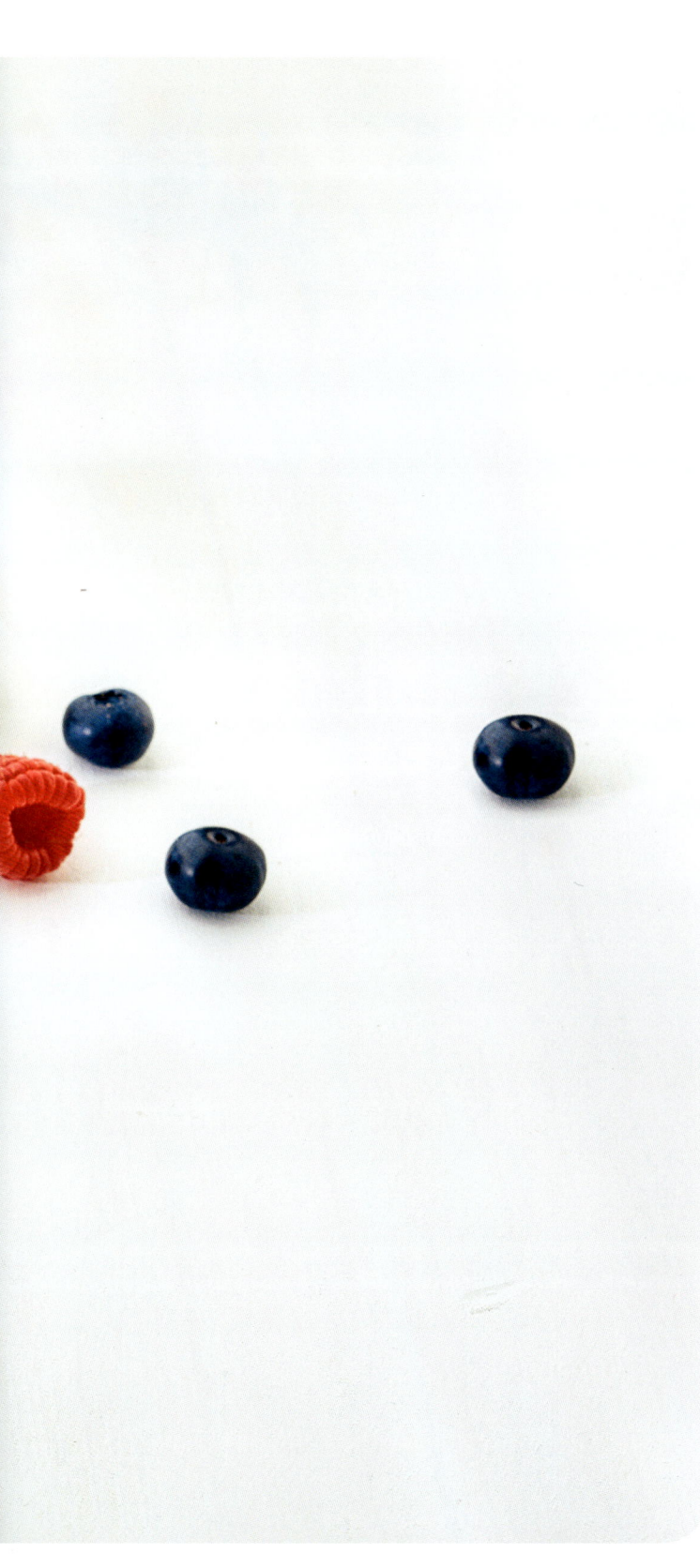

Ein knuspriger Start in den Tag

Beerenmüsli

Für 1 Person • gelingt leicht
⊘ 10 Min.

• 50 g Quark (20 % Fett) • 50 g Joghurt (3,5 % Fett) • 1 EL Beeren • 1 EL Basismüsli

● Quark, Joghurt und Beeren miteinander verrühren.

● Müsli darüberstreuen und darauf verteilen.

Tipp Sie können das Beerenmüsli mit etwas Zimt oder gemahlener Vanille verfeinern.

Nährwerte pro Portion
140 kcal • 10 g E • 5 g F • 11 g KH

Für das Sonntagsfrühstück
Quarkküchlein

Für 13 Stück • braucht mehr Zeit
⊘ 40 Min.

3 Eier • 75 g Zucker • 1 Vanillinzucker • 500 g Magerquark • 150 g Grieß • Butterfett

● Eier trennen, Eigelb mit Zucker und Vanillinzucker schaumig rühren. Quark und Grieß unterrühren, 20 Min. ruhen lassen

● Eiweiß steif schlagen, unter die Quarkmasse heben.

● Fett in einer Pfanne erhitzen. Mit einem Löffel Küchlein von der Masse abstechen (etwa handtellergroß) und von beiden Seiten goldbraun backen.

Das passt dazu Fruchtmus, Kompott oder frisches Obst

Tipp Die Quarkküchlein schmecken auch kalt gut und können gut zur Arbeit mitgenommen werden.

Nährwerte pro Stück
125 kcal • 8 g E • 3 g F • 15 g KH

Genießen Sie frische Feigen
Hüttenkäse mit Feige

Für 1 Person • geht schnell
⊘ 10 Min.

50 ml Milch • 1 TL Honig • 100 g Hüttenkäse • ½ frische Feige • 2 Blätter Minze

● Milch mit Honig verrühren und unter den Hüttenkäse rühren.

● Feige waschen und in Scheiben schneiden, unter den Hüttenkäse geben und mit den Minzblättern garnieren.

Nährwerte pro Portion
170 kcal • 14 g E • 6 g F • 13 g KH

Schmeckt auch herzhaft
Hüttenkäse in Grün

Für 1 Person • gelingt leicht
⊘ 10 Min.

2 Oliven • 1 TL Olivenöl • 100 g Hüttenkäse • ⅛ Avocado • Salz • Pfeffer • 1 Stängel glatte Petersilie

● Oliven klein schneiden und mit Olivenöl und dem Hüttenkäse verrühren.

● Avocado würfeln und unter den Hüttenkäse geben, mit Salz und Pfeffer abschmecken.

● Petersilie waschen, trocken tupfen, hacken und auf den Hüttenkäse streuen.

Das passt dazu jeweils ½ Scheibe Vollkorn- oder Knäckebrot

Nährwerte pro Portion
195 kcal • 13 g E • 13 g F • 5 g KH

Nicht nur als Frühstück lecker

Kräuterrührei

Für 1 Person • gelingt leicht
⊘ 10 Min.

1 Ei • Salz • Pfeffer • 1 TL Rapsöl • 1–2
Stängel Schnittlauch • ½ Scheibe
Vollkorntoast

● Ei verquirlen und mit Salz und
Pfeffer würzen.

● Öl in einer kleinen Pfanne
erhitzen, Ei hineingießen und bei
schwacher Hitze stocken lassen,
dabei mehrmals von außen nach
innen zusammenschieben.

● Schnittlauch waschen, trocken
tupfen, in Röllchen schneiden und
das Rührei damit bestreuen.

● Brot toasten.

Nährwerte pro Portion
165 kcal • 9 g E • 11 g F • 7 g KH

Ein erfrischender Frühlingsgruß

Frühlingsquark
mit Radieschen

Für 1 Person • geht schnell
⊘ 10 Min.

100 g Quark (20 % Fett) • 1 TL Leinöl •
4 Radieschen • ½ Lauchwiebel • Salz
• Pfeffer

● Quark mit Leinöl verrühren.

● Radieschen waschen und in kleine Würfel schneiden. Lauchzwiebel waschen und in kleine Ringe
schneiden.

● Radieschen und Lauchzwiebel-
ringe unter den Quark rühren und
mit Salz und Pfeffer abschmecken.

Das passt dazu jeweils ½ Scheibe
Vollkorn- oder Knäckebrot

Nährwerte pro Portion
200 kcal • 14 g E • 11 g F • 9 g KH

Von Christine E. aus Dietzenbach

Buttermilch-
Proteinshake

Für 2 Personen • gelingt leicht
⊘ 15 Min.

200 g Rhabarber • 1 TL Zitronensaft •
Süßstoff • 200 g Erdbeeren • 250 ml
Buttermilch • 10 g Proteinpulver
(mind. 80 % Protein)

● Rhabarber waschen, in kleine
Stücke schneiden, mit Zitronensaft
und 1 Spritzer Süßstoff zu Kompott
kochen und pürieren. Erdbeeren
waschen, in kleine Stücke schneiden und pürieren.

● Rhabarber und Erdbeeren mit
der Buttermilch vermengen und
das Proteinpulver unterrühren.

● Bei Bedarf nochmals nachsüßen.

Tipp Eiskalt genießen!

Nährwerte pro Portion
125 kcal • 10 g E • 1 g F • 12 g KH

LEICHTE MAHLZEITEN – KLEINE HAUPTGERICHTE

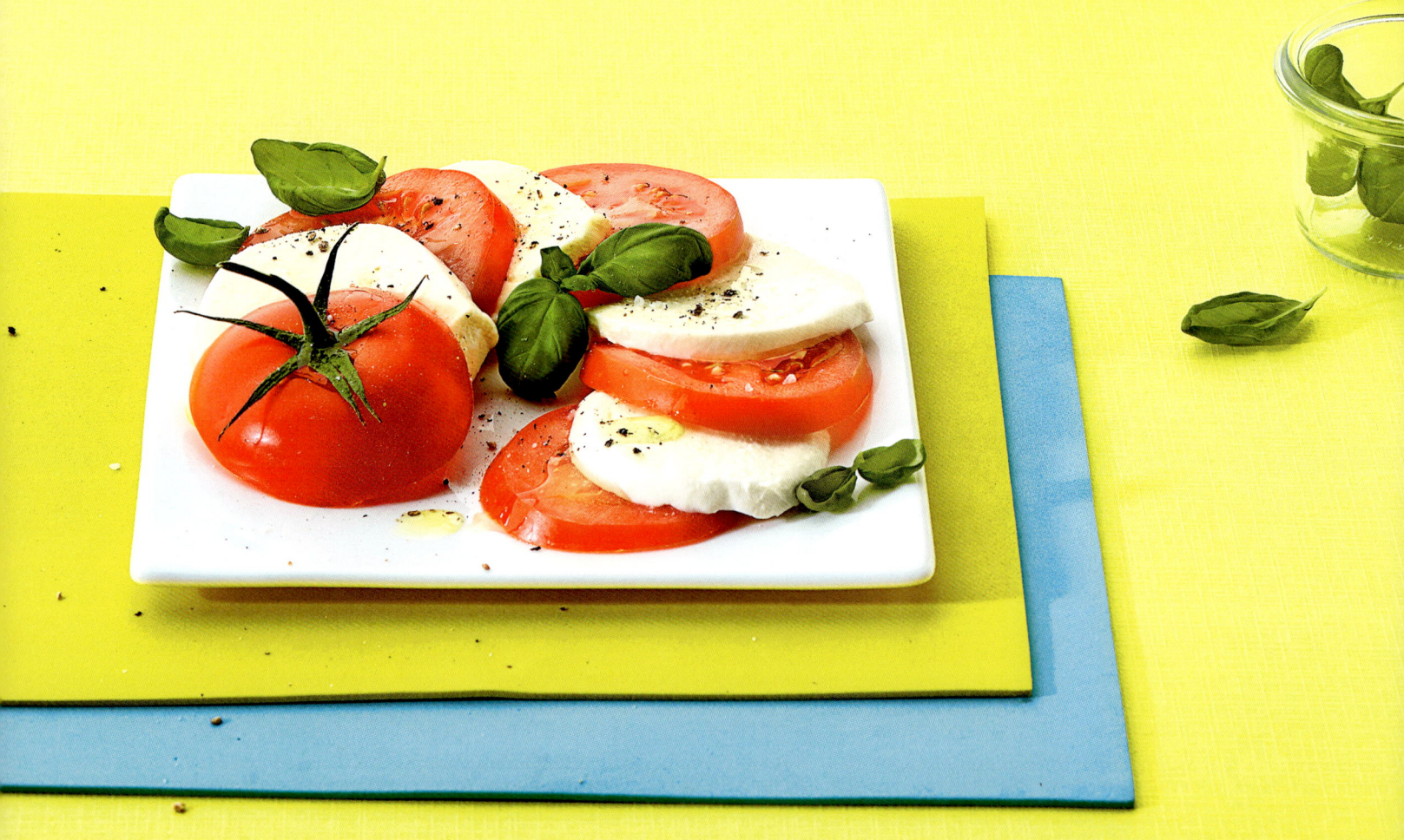

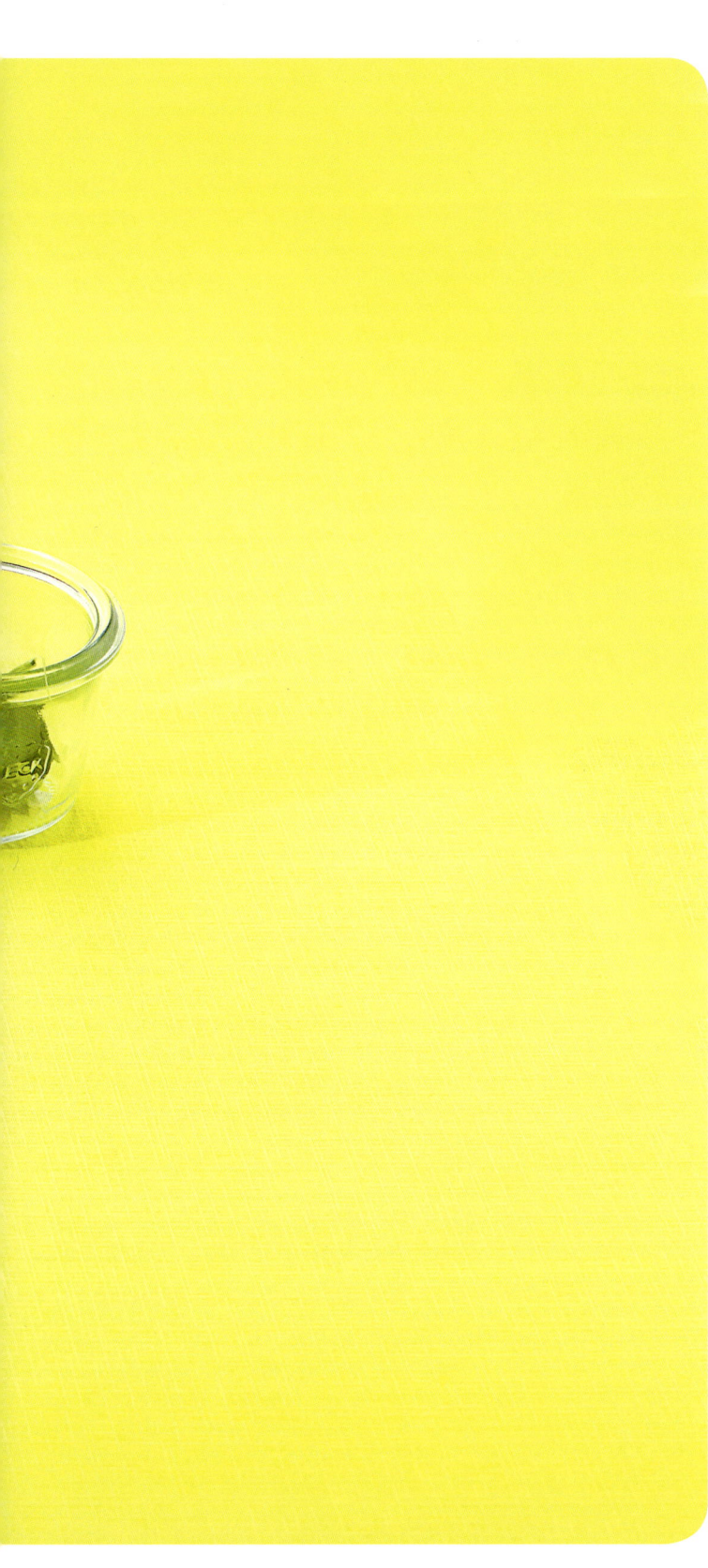

Der italienische Klassiker
Insalata Caprese

Für 2 Personen • gelingt leicht
⊘ 10 Min.

125 g Mozzarella • 2 kleinere Tomaten • 2 TL Olivenöl • Salz
• Pfeffer • Basilikumblätter

● Mozzarella und Tomaten in Scheiben schneiden und
auf einem Teller schichten.

● Mit Olivenöl beträufeln und mit Salz und Pfeffer würzen. Basilikumblätter schneiden und darüberstreuen.

Nährwerte pro Portion
230 kcal • 11 g E • 20 g F • 3 g KH

Mit Sesam paniert
Gebackener Schafskäse

Für 2 Personen • gelingt leicht
⊘ 10 Min.

100 g Schafskäse • 10 g Sesam • 1 EL Olivenöl

● Schafskäse in zwei Stücke à 50 g schneiden und in Sesam wälzen.

● Öl in einer Pfanne erhitzen und Schafskäse darin von jeder Seite goldgelb backen.

Das passt dazu 1 kleiner gemischter Salat und etwas Brot

Nährwerte pro Portion
225 kcal • 9 g E • 21 g F • 1 g KH

Ein Gruß aus Spanien
Kräuter-Tortilla

Für 4 Personen • gut vorzubereiten
⊘ 60 Min.

250 g Kartoffeln • 1 Frühlingszwiebel • 50 g Zucchini • 50 g Champignons • ½ Knoblauchzehe • 2 EL Rapsöl • 3 Eier • Salz • Pfeffer • Muskat • ½ Bund Petersilie • 3 Stängel Basilikum

● Kartoffeln waschen, ca. 20 Min. kochen, pellen, etwas abkühlen lassen und in Scheiben schneiden. Frühlingszwiebel waschen und in kleine Ringe schneiden. Zucchini waschen, Champignons mit dem Pinsel reinigen und beides in Scheiben schneiden. Knoblauch schälen und fein hacken.

● Kartoffelscheiben in Rapsöl anbraten, Zucchini und Champignons dazugeben, kurz mitbraten. Frühlingszwiebeln und Knoblauch dazugeben und ebenfalls kurz mitbraten, mit Salz und Pfeffer würzen.

● Kräuter waschen, trocken tupfen und fein hacken.

● Eier verquirlen, mit Salz, Pfeffer und Muskat würzen, Kräuter unterrühren, über die Kartoffel-Gemüse-Mischung geben und auf kleinster Stufe mit Deckel ca. 10 Min. stocken lassen.

Tipp Schmeckt auch kalt und kann daher gut mitgenommen werden.

Nährwerte pro Portion
165 kcal • 7 g E • 9 g F • 12 g KH

Die mochte schon Goethe

Frankfurter Grüne Soße

Für 6 Personen • gelingt leicht
🕐 25 Min.

1 Packung Kräuter für Frankfurter Grüne Soße (enthält: Kerbel, Pimpinelle, Borretsch, Petersilie, Schnittlauch, Kresse, Sauerampfer) • 200 g saure Sahne (10 % Fett) • 250 g Naturjoghurt (3,5 % Fett) • Salz • Pfeffer • ½ TL Senf • 2 EL Zitronensaft, frisch ausgepresst

● Die Kräuter waschen, trocken tupfen und fein hacken.

● Saure Sahne mit Joghurt verrühren und mit Salz und Pfeffer abschmecken. Senf und Zitronensaft unterrühren.

● Die gehackten Kräuter unterheben, nochmals abschmecken.

Das passt dazu Zur Frankfurter Grünen Soße passen 1 kleine Pellkartoffel (ca. 50 g) und 1 gekochtes Ei.

Nährwerte pro Portion
95 kcal • 3 g E • 8 g F • 3 g KH

Genießen Sie den leckeren Grillkäse mit Kräutern

Halloumi mit Salat

Für 2 Personen • gelingt leicht
🕐 15 Min.

200 g Halloumi • 100 g Blattsalat • 2 Stängel Petersilie • Essig • Salz • Pfeffer • 2 TL Olivenöl • Kräuter der Provence • 1 Scheibe Vollkorntoast

● Halloumi in Scheiben schneiden und ohne Fett in einer Pfanne von beiden Seiten goldbraun braten.

● Blattsalat waschen und abtropfen lassen. Petersilie waschen, trocken tupfen und fein hacken.

● Essig, Salz, Pfeffer und Olivenöl verrühren, abschmecken, über den Salat geben und mit Petersilie bestreuen.

● Halloumischeiben mit Kräutern der Provence bestreuen, mit dem Salat und der Scheibe Vollkorntoast servieren.

Nährwerte pro Portion
490 kcal • 30 g E • 36 g F • 11 g KH

Von Nore B. aus Mainz

Mainzer (Meenzer) Handkäse-Suppe

Für 2 Personen • geht schnell
⊙ 20 Min.

1 kleine Zwiebel • 200 g Harzer Käse • ½ EL Rapsöl • 300 ml Gemüsebrühe • 250 ml Apfelwein, alkoholfrei • 60 ml Sahne • 60 ml Milch (3,5 % Fett)

● Zwiebel schälen und fein hacken. Harzer Käse würfeln.

● Öl in einem Topf erhitzen, Zwiebel andünsten und mit Gemüsebrühe und Apfelwein auffüllen.

● Harzer Käse dazugeben und bei niedriger Temperatur langsam schmelzen lassen.

● Sahne und Milch zugeben.

Variante Anstatt alkoholfreien Apfelwein können Sie auch einige Spritzer Zitronensaft verwenden, dann benötigen Sie aber mehr Gemüsebrühe. Und als Garnitur: angeröstete Vollkorntoastwürfel, gebratene magere Schinkenwürfel und Schnittlauchröllchen.

Tipp Die Nährwertangaben und Portionsgrößen beziehen sich auf die Zeit vor der OP und eine Portion von ca. 450 ml. Möchten Sie diese wunderbare Suppe auch nach der OP genießen, so nehmen Sie einfach eine Portion von 150 ml.

Nährwerte pro Portion
320 kcal • 32 g E • 18 g F • 7 g KH

Von Melanie B. aus Flörsheim

Handkäse-Carpaccio

Für 2 Personen • gelingt leicht
⊙ 15 Min.

1 Lauchzwiebel • 100 g Harzer Käse • 1 kleiner Apfel • 1 EL Zitronensaft • 2 EL Sprossenmix • 2 EL Apfelsaft • 1 EL Apfelessig • 1 TL Senf • 2 EL Rapsöl • Salz • Pfeffer

● Lauchzwiebel waschen und in kleine Ringe schneiden. Harzer Käse in dünne Scheiben schneiden. Apfel waschen, Kerngehäuse ausstechen, in dünne Scheiben schneiden und mit dem Zitronensaft beträufeln.

● Sprossen waschen.

● Apfelsaft, Apfelessig und Senf verrühren, Öl hinzugeben und mit Salz und Pfeffer abschmecken.

● Harzer Käse und Apfelscheiben auf zwei Tellern anrichten, mit der Hälfte der Soße beträufeln. Lauchzwiebel und Sprossen darüberstreuen und die restliche Soße darübergeben.

Nährwerte pro Portion
220 kcal • 16 g E • 11 g F • 13 g KH

Klein, aber oho – kleine Körner mit tollen Inhaltsstoffen

Hirsebratlinge mit Schnittlauchsoße

Für 19 Stück • braucht etwas mehr Zeit
⊘ ca. 60 Min.

Für die Bratlinge:
1 kleine Zwiebel • 1 Knoblauchzehe • 1 TL Rapsöl • ½ TL Currypulver • Chilipulver, gemahlen • 100 g Hirse • 250 ml Gemüsebrühe • 60 g Karotten • 60 g Zucchini • 1 Ei • 3 EL Semmelbrösel • 20 g geriebener Käse (45 % Fett) • Salz, Pfeffer • 1 EL Rapsöl

Für die Soße:
150 g Naturjoghurt • 30 g Schmand • ½ Bund Schnittlauch, geschnitten

● Zwiebel und Knoblauchzehe schälen, fein hacken, im Rapsöl glasig dünsten, Currypulver und etwas Chilipulver dazugeben.

● Gewaschene und abgetropfte Hirse dazugeben, kurz mitdünsten. Mit Gemüsebrühe auffüllen, Hirse bei mäßiger Hitze ca. 10 Min. ausquellen lassen.

● In der Zwischenzeit Karotten schälen, Zucchini waschen und beides fein raspeln.

● Hirsemasse leicht abkühlen lassen. Ei, Semmelbrösel und den geriebenen Käse mit der Hirsemasse vermischen, mit Salz und Pfeffer würzen. Geraspelte Karotten und Zucchini zugeben und alles gut vermengen.

● Kleine Bratlinge (je ca. 30 g) formen und diese goldgelb in etwas Rapsöl ausbacken und warm stellen.

● Für die Soße Joghurt mit Schmand verrühren, Schnittlauch zugeben und mit Salz und Pfeffer würzen.

Nährwerte für 2 Stück
95 kcal • 4 g E • 4 g F • 11 g KH

Sehr erfrischend und mit Schafskäse

Taboulé

Für 6 Personen • geht schnell
⊘ 30 Min.

125 g Couscous • 250 ml Gemüsebrühe • 10 cm Salatgurke • 1 mittelgroße Tomate • 200 g Schafskäse • 2 Frühlingszwiebeln • 2 Stängel Petersilie • 3 Stängel Minze • 4 EL Zitronensaft • 2 EL Olivenöl • Salz • Pfeffer

● Couscous mit der kochenden Gemüsebrühe übergießen und 10 Min. ziehen lassen.

● Salatgurke und Tomate waschen und in kleine Würfel schneiden. Schafskäse würfeln, Frühlingszwiebeln in kleine Ringe schneiden. Petersilie und Minze waschen, trocken tupfen und fein hacken.

● Gurke, Tomate, Schafskäse, Frühlingszwiebeln und Kräuter mit Couscous vermischen.

● Zitronensaft und Öl verrühren und über die Masse geben. Mit Salz und Pfeffer abschmecken.

Tipp Dieses Gericht können Sie wunderbar zur Arbeit mitnehmen.

Nährwerte pro Portion
210 kcal • 8 g E • 12 g F • 16 g KH

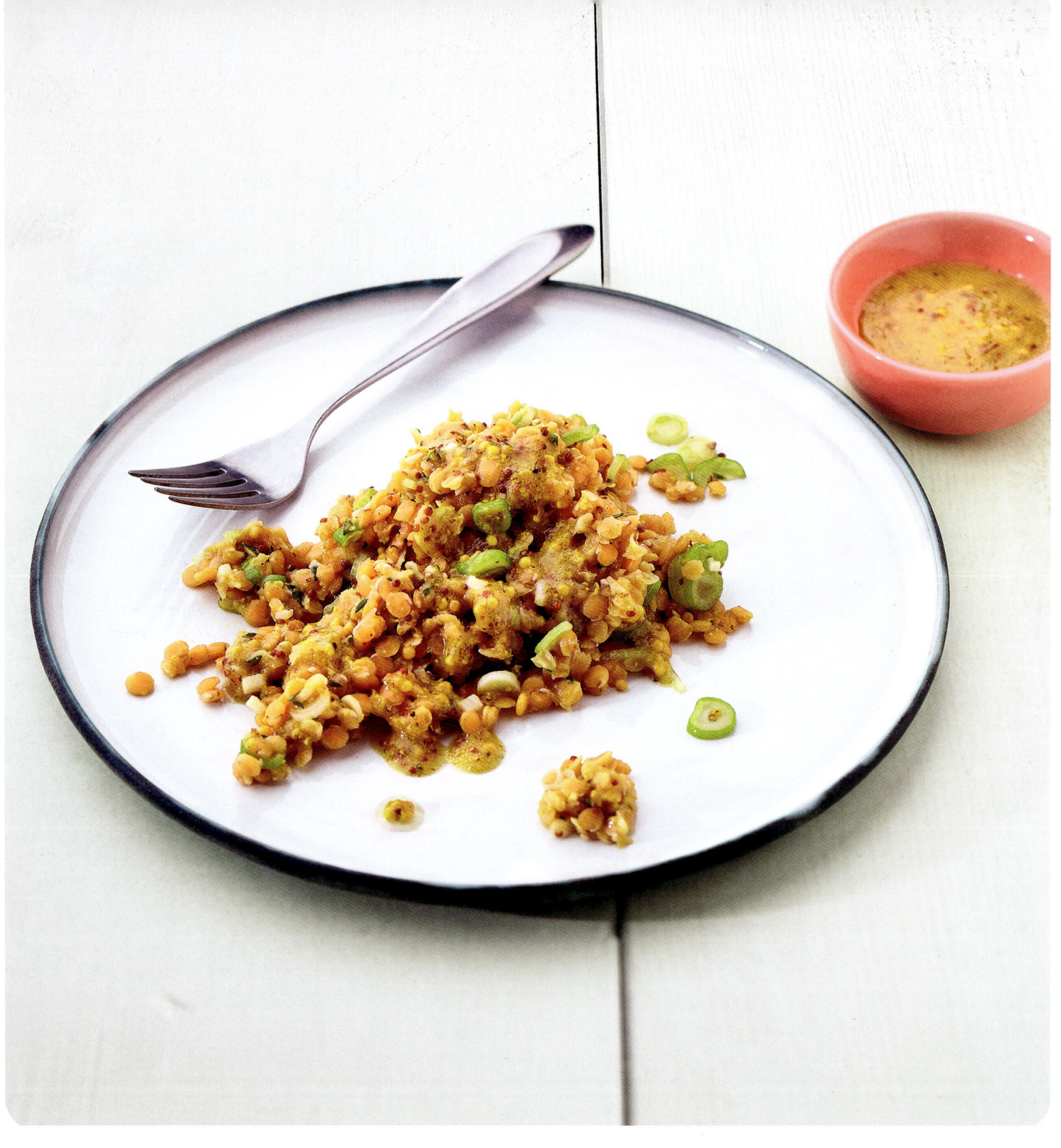

Schmeckt am nächsten Tag fast noch besser

Linsensalat mit Thymian

Für 4 Personen • gut vorzubereiten
⊘ ca. 60 Min.

100 g Linsen • 250 ml Wasser • 1 Knoblauchzehe • ¼ Bund Thymian • 1 getr. Chilischote • ½ Bund Frühlingszwiebeln • ½ EL grobkörniger Senf • 1 EL Weißweinessig • Salz • Pfeffer • ½ EL Rapsöl

● Linsen in einen Topf geben und mit Wasser bedecken. Knoblauch schälen und Thymian waschen. Beides mit der Chilischote dazugeben.

● Wasser zum Kochen bringen, Deckel auf den Topf geben und die Linsen bei mittlerer Hitze ca. 30–35 Min. garen, bis sie bissfest sind.

● Linsen abtropfen und abkühlen lassen, Knoblauchzehe, Thymian und Chilischote entfernen.

● In der Zwischenzeit Frühlingszwiebeln waschen und in kleine Ringe schneiden. Senf mit Essig, Salz und Pfeffer verrühren und Öl dazugeben.

● Linsen mit der Marinade und den Frühlingszwiebeln vermischen und nochmals abschmecken.

Tipp Besonders gut schmeckt der Salat, wenn Sie kleine Linsen wie Beluga- oder Berglinsen verwenden.

Nährwerte pro Portion
105 kcal • 6 g E • 2 g F • 14 g KH

Frühlingsfrisch, leicht und aromatisch

Spargelsalat

Für 4 Personen • gut vorzubereiten
⊘ 40 Min.

150 g Kartoffeln • 250 g Spargel • 1 Pr. Salz • 1 Pr. Zucker • 2 Eier • 100 g Naturjoghurt (3,5 % Fett) • 1 TL Leinöl • 2 EL Spargelwasser • ¼ TL körniger Senf • 2 TL Zitrone, frisch gepresst • 1 EL geschnittener Schnittlauch • 1 EL gehackte Petersilie • Salz • Pfeffer

● Kartoffeln als Pellkartoffel kochen.

● Spargel schälen und mit je 1 Prise Salz und Zucker in kochendes Wasser geben. Etwa 10–15 Min. ziehen lassen. Dann herausnehmen und abkühlen lassen. Eier hart kochen, abschrecken und pellen. Kartoffeln schälen und in kleine Scheiben schneiden, Eier in kleine Würfel schneiden.

● Spargel in ca. 3 cm lange Stücke schneiden, mit Kartoffeln und Eiern vermischen.

● Für die Soße Joghurt, Leinöl, Spargelwasser, Senf, Zitronensaft und die geschnittenen Kräuter verrühren.

● Dressing über den Salat geben und mit Salz und Pfeffer abschmecken.

Tipp Lassen Sie den Salat etwas durchziehen, dann schmeckt er noch besser.

Nährwerte pro Portion
120 kcal • 7 g E • 5 g F • 9 g KH

◂ Linsensalat mit Thymian

Mit viel Gemüse

Bunter Reissalat

Für 6 Personen • geht schnell
⊘ 25 Min.

100 g Reis (roh) • 2 Eier • 1 kleine
rote Paprika • 1 Frühlingszwiebel •
140 g Mais • 140 Erbsen (Auftauzeit
beachten) • 2 EL Olivenöl • Essig
nach Geschmack • Salz • Pfeffer

● Reis kochen. Eier hart kochen,
pellen und würfeln. Paprika
waschen, halbieren, Kerne entfernen, weiße Streifen entfernen
und in kleine Würfel schneiden.
Frühlingszwiebel waschen und in
kleine Ringe schneiden.

● Gekochten Reis mit Mais, Erbsen,
Paprika und Frühlingszwiebeln
vermengen.

● Eier vorsichtig unterheben und
mit Öl, Essig, Pfeffer und Salz abschmecken.

Tipp Diesen Reissalat können Sie
auch immer wieder mit Thunfisch,
Garnelen, Schinkenstreifen oder
auch Geflügel neu variieren.

Nährwerte pro Portion
165 kcal • 6 g E • 6 g F • 20 g KH

Ganz klassisch überbacken

Nudelauflauf

Für 2 Portionen • geht schnell
⊘ 15 Min. + 15 Min. Backzeit

60 g Nudeln, Rohgewicht • ½ Knoblauchzehe • 2 Eier • Salz • Pfeffer •
60 g Erbsen (TK) • 30 g geriebener
Käse (z. B. Emmentaler)

● Backofen auf 200 Grad (Umluft
180 Grad) vorheizen.

● Nudeln in Salzwasser garen.

● Knoblauch schälen und fein
hacken. Eier verrühren, Knoblauch
hinzufügen, mit Salz und Pfeffer
würzen.

● Nudeln abgießen, mit den
Erbsen vermischen und in eine
Auflaufform füllen. Eimasse darü-
bergießen und mit Käse bestreuen.
Auflauf im Backofen auf mittlerer
Schiene ca. 15 Min. backen.

Nährwerte pro Portion
280 kcal • 18 g E • 11 g F • 26 g KH

Eine gelbe Frucht trifft Chili

Mango-Mozza-rella mit Limetten

Für 4 Personen • gelingt leicht
⊘ 15 Min.

½ Mango • 1 Büffelmozzarella • 2 Limetten • 1 EL Leinöl • Salz • Pfeffer
• Chili, getrocknet

● Mango schälen und in Scheiben
schneiden. Mozzarella in Scheiben
schneiden.

● Limetten auspressen, Saft mit
Leinöl verrühren und mit Salz,
Pfeffer und Chili abschmecken.

● Mango- und Mozzarellascheiben
abwechselnd auf Teller anrichten,
die Limettenvinaigrette darübergeben.

Nährwerte pro Portion
260 kcal • 9 g E • 19 g F • 11 g KH

Ein sonniger Gruß aus der Küche

Gelbe Grütze

Für 8 Personen • gut vorzubereiten
⊘ 30 Min. + ca. 60 Min. Kühlzeit

500 g gelbe Früchte (z. B. Aprikosen, Mango, Nektarine, Melone) • 50 g Zucker • 300 ml heller, nicht zu süßer Saft (z. B. Grapefruitsaft) • 2 EL Zitronensaft • 30 g Speisestärke

● Früchte waschen, ggf. schälen, in kleine Stücke schneiden. Früchte mit dem Zucker vermischen und in einen Topf geben.

● Grapefruitsaft mit dem Zitronensaft vermischen. 2 EL davon mit der Stärke verrühren, den restlichen Saft zu den Früchten geben und zum Kochen bringen.

● Kurz köcheln lassen, Stärke einrühren, nochmals kurz köcheln und abkühlen lassen.

Tipp Falls Ihnen der Grapefruitsaft zu bitter ist, so können Sie stattdessen Quittensaft verwenden oder den Grapefruitsaft mit Wasser verdünnen. Wie wäre es mit einer grünen Grütze? Dazu nehmen Sie grünes Obst wie Äpfel, Melone, Trauben oder Kiwi.

Nährwerte pro Portion
90 kcal • 0 g E • 0 g F • 20 g KH

Zergeht direkt auf der Zunge

Quarkflammeri

Für 4 Personen • gut vorzubereiten
⊘ 20 Min. + 60 Min. Kühlzeit

250 g Quark (20 % Fett) • 40 g Zucker • 1 Pr. Salz • 3 EL Sahne • 20 g Speisestärke • 15 g Zucker • 1 Eigelb • 250 ml Milch (3,5 % Fett) • 1 Pr. Salz • Vanille aus der Mühle

● Quark mit Zucker, Salz und Sahne cremig rühren.

● Stärke mit Zucker, Eigelb und etwas kalter Milch verrühren.

● Die restliche Milch mit Salz und Vanille aufkochen. Milch von der Kochstelle nehmen, Stärkemischung einrühren und nochmals kurz aufkochen.

● Den Flammeri vorsichtig unter die Quarkmasse rühren, in kalt ausgespülte Portionsförmchen füllen und kalt stellen.

Das passt dazu Gelbe Grütze oder Rhabarberkompott

Nährwerte pro Portion
215 kcal • 11 g E • 9 g F • 23 g KH

Unwiderstehlich

Rhabarberkompott

Für 8 Personen • geht schnell
⊘ 30 Min.

500 g Rhabarber • 50 g Zucker • 1 Zimtstange • 20 g Speisestärke • 2–3 EL Wasser

● Rhabarber waschen, putzen und in 2–3 cm lange Stücke schneiden. Zucker und Zimtstange dazugeben, 10–15 Min. ziehen lassen. Rhabarber in einem Topf erhitzen und ca. 5 Min. köcheln lassen.

● Stärke mit 2–3 EL Wasser verrühren, zum Rhabarber geben und kurz mitaufkochen lassen.

● Zimtstange entfernen.

Nährwerte pro Portion
50 kcal • 0 g E • 0 g F • 9 g KH

Schmeckt einfach lecker
Quarksoufflé

Für 6 Personen • gut vorzubereiten
⊘ 20 Min. + 30 Min. Backzeit

½ unbehandelte Zitrone • 2 Eier • 20 g Zucker • 1 Msp. gemahlene Vanille (aus der Mühle) • 200 g Magerquark • 100 g Mascarpone • 10 g Stärke

● Backofen auf 175 Grad (Umlauft 160 Grad) vorheizen. Zitrone heiß waschen, abtrocknen, Schale fein reiben und Saft auspressen.

● Eier trennen, Eigelb mit Zucker und gemahlener Vanille schaumig rühren. Quark, Mascarpone, Zitronenschale, Zitronensaft und Stärke zugeben und verrühren.

● Eiweiß steif schlagen und unterheben. In 6 Förmchen füllen und auf mittlerer Schiene ca. 30 Min. backen.

Tipp Das Quarksoufflé können Sie schön mit Obst wie Himbeeren oder frischen dünne Scheiben von frischen Feigen garnieren und mitbacken.

Nährwerte pro Portion
145 kcal • 8 g E • 9 g F • 8 g KH

Eine interessante Variation
Hüttenkäsepudding

Für 4 Personen • gut vorzubereiten
⊘ 20 Min. + 4 Std. Kühlzeit

3 Blätter weiße Gelatine • 200 g Hüttenkäse • 30 g Zucker • 1 EL Zitronensaft • 50 ml Sahne • 1 Eiweiß

● Gelatine in kaltem Wasser einweichen. Hüttenkäse mit Zucker und Zitronensaft verrühren. Sahne und Eiweiß separat steif schlagen.

● Gelatine tropfnass in einen Topf geben und bei geringer Hitze schmelzen. 3 EL Hüttenkäse einrühren. Diese Mischung unter den restlichen Hüttenkäse rühren.

● Sahne und Eischnee unterheben. Die Masse in gut ausgespülte Förmchen füllen und 4 Std. in den Kühlschrank stellen.

Tipp Pudding kann gut gestürzt werden und mit Fruchtsoße, Kompott oder frischen Früchten angerichtet werden.

Nährwerte pro Portion
130 kcal • 8 g E • 6 g F • 10 g KH

❯ Quarksoufflé

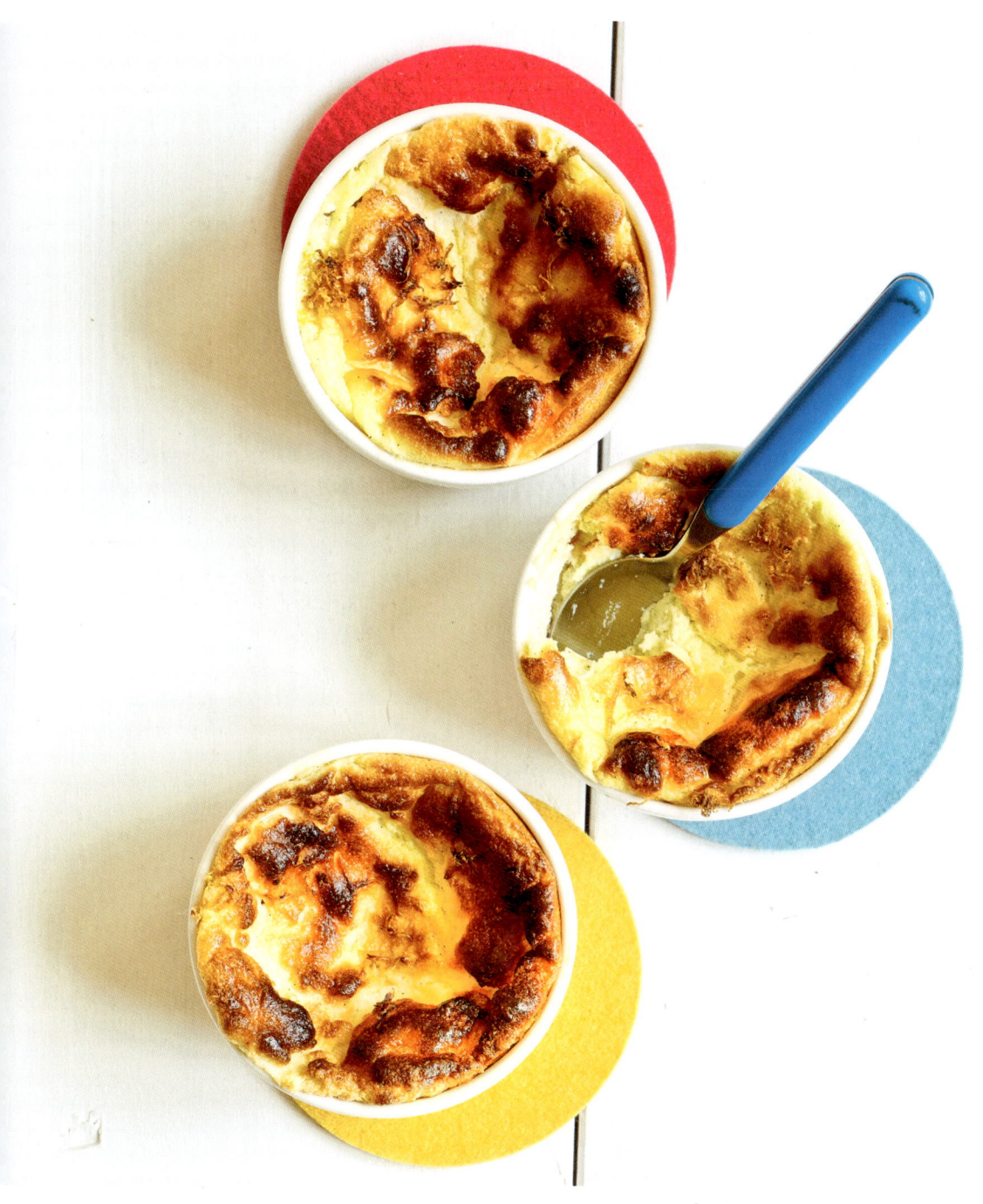

Müssen Sie unbedingt probieren

Quarkpflanzerl

Für 4 Personen • gelingt leicht
🕐 30 Min.

250 g Magerquark • 1 Ei • 1 Knoblauchzehe • 1 Lauchzwiebel • 2 EL Mehl • Salz • Pfeffer • 1–2 EL Rapsöl

● Quark mit dem Ei verrühren. Knoblauchzehe schälen und fein hacken, Lauchzwiebel waschen und in feine Ringe schneiden.

● Mehl, Knoblauch, Lauchzwiebel, Salz und Pfeffer zu der Quarkmasse geben und den Teig 20 Min. quellen lassen.

● Öl in einer Pfanne erhitzen, mit einem Esslöffel 8 Quarkpflanzerl in die Pfanne setzen, leicht flachdrücken und von jeder Seite goldbraun anbraten.

Tipp Sie können die Quarkpflanzerl auch ohne Lauchzwiebeln zubereiten oder die Quarkmasse nach Belieben verfeinern, beispielsweise mit Thymian oder Kräutern der Provence.

Nährwerte pro Portion
150 kcal • 11 g E • 7 g F • 10 g KH

Erfrischend mit Zitrone

Kichererbsensalat

Für 4 Personen • gut vorzubereiten
🕐 ca. 12 Std. Einweichzeit + ca. 1½ Std. Kochzeit + 10 Min. Zubereitung

100 g getr. Kichererbsen • 3 Stängel Petersilie • 100 g Schafskäse • ½ Zitrone • 1 EL Olivenöl • Salz • Pfeffer

● Die Kichererbsen über Nacht in reichlich Wasser einweichen, Einweichwasser verwerfen und in frischem Wasser etwa 1½ Std. bei leichter Hitze garen. Kichererbsen abgießen, abspülen und gut abtropfen lassen.

● Petersilie waschen, trocken tupfen und fein hacken. Schafskäse in kleine Würfel schneiden, Zitrone auspressen.

● Kichererbsen mit Petersilie, Schafskäse und Olivenöl vermischen. Mit Zitronensaft, Salz und Pfeffer abschmecken.

Das passt dazu: 1 kleine Scheibe Ciabatta oder Baguette

Nährwerte pro Portion
230 kcal • 11 g E • 13 g F • 15 g KH

Ein Gruß aus Indien

Linsen-Dal

Für 4 Personen • gelingt leicht
🕐 20 Min.

100 g rote Linsen • 250 ml Gemüsebrühe • 20 g frischer Ingwer • 1 Knoblauchzehe • 2 Stängel Petersilie • 2 EL Rapsöl • ½ TL Kurkuma • ½ TL Kreuzkümmel • 2 TL Zitronensaft • Salz • Pfeffer

● Rote Linsen in der Gemüsebrühe bei mittlerer Hitze ca. 10–12 Min. köcheln lassen, bis die Flüssigkeit fast aufgesogen ist.

● Ingwer schälen und reiben, Knoblauchzehe schälen und fein hacken. Petersilie waschen, trocken tupfen und fein hacken.

● Öl in einem Topf erhitzen. Ingwer, Knoblauch, Kurkuma und Kreuzkümmel zugeben und kurz anrösten. Diese Mischung mit der gehackten Petersilie unter die Linsen rühren. Mit Zitronensaft, Salz und Pfeffer abschmecken.

Das passt dazu: Reis oder Brot wie Chapati oder Naan

Nährwerte pro Portion
140 kcal • 6 g E • 6 g F • 14 g KH

Ein Genuss aus der Toskana

Weiße Bohnen mit Salbei und Knoblauch

Für 4 Personen • gut vorzubereiten
🕓 ca. 12 Std. Einweichzeit + ca. 1 Std. Kochzeit + 30 Min. Zubereitung

125 g getr. weiße Bohnen • 2 kleine Knoblauchzehen • 1 mittelgroße Tomate (ca. 100 g) • 30 ml Olivenöl • 2 frische Salbeiblätter • Salz • Pfeffer

● Die Bohnen über Nacht in Wasser einweichen, Einweichwasser verwerfen und in frischem Wasser bei leichter Hitze ca. 60 Min. garen. Bohnen abgießen, den Sud auffangen.

● Knoblauchzehen schälen und fein hacken. Tomate waschen, vierteln, die Samen entfernen und das Fruchtfleisch würfeln.

● Öl in einem Topf erhitzen, Knoblauch und Salbei bei mittlerer Hitze leicht anbraten. Bohnen und Tomaten dazugeben, mit Salz und Pfeffer würzen und 20 Min. leicht köcheln lassen. Falls die Mischung zu trocken wird, etwas Bohnensud dazugeben.

Das passt dazu: 1 kleine Scheibe Ciabatta oder Baguette

Nährwerte pro Portion
145 kcal • 7 g E • 7 g F • 13 g KH

Sieht gut aus und schmeckt gut

Zucchinitäschchen

Für 4 Personen • gelingt leicht
🕓 30 Min.

1–2 mittelgroße Zucchini • 1 EL Olivenöl • Pfeffer • Salz • 200 g Schafskäse • 1 Knoblauchzehe • 1 Rosmarinzweig • 2 EL Olivenöl • Salz • Pfeffer

● Backofen auf 220 Grad Grill vorheizen. Die Zucchini mit einem Schäler oder einem Messer längs in dünne Streifen schneiden. Es sollten 16 Streifen sein.

● Ein Backblech mit Backpapier belegen, die Zucchinistreifen drauflegen und mit dem Öl bepinseln. Gut pfeffern und ca. 5 Min. grillen, dann mit Salz bestreuen und abkühlen lassen.

● Schafskäse in 8 Würfel schneiden. Knoblauchzehe schälen und fein hacken, Rosmarin waschen, trocken tupfen und fein hacken, beides mit 1 EL Olivenöl vermischen.

● Jeweils 2 Zucchinistreifen über Kreuz legen, 1 Stück Schafskäse in die Mitte legen und mit dem Knoblauch-Rosmarin-Öl beträufeln. Dann ein Streifenende nach dem anderen über die Füllung falten, evtl. mit einem Zahnstocher fixieren. Die Zucchinitäschchen kurz in Olivenöl anbraten.

Das passt dazu: 1 kleine Scheibe Brot und Salat

Nährwerte pro Portion
210 kcal • 9 g E • 19 g F • 2 g KH

Lecker gefüllt mit Schafskäse
Blätterteigtaschen

Für 6 Personen • gelingt leicht
⏱ 20 Min. + 20 Min. Backzeit

2 Scheiben Blätterteig • 1 Knoblauchzehe • 200 g Schafs-käse • 100 g Magerquark • 1 Ei • 20 g geriebener Parmesan • 1 TL Kräuter der Provence • Pfeffer • Mehl zum Auswellen • 1 Eiweiß für die Taschen • 1 Eigelb zum Bestreichen

● Blätterteigscheiben auftauen. Backofen auf 200 Grad (Umluft 180 Grad) vorheizen.

● Knoblauchzehe schälen und fein hacken. Schafskäse in kleine Würfel schneiden.

● Beides mit Quark, Ei, Parmesan und Kräutern in eine Schüssel geben. Die Masse gut durchkneten mit Pfeffer würzen.

● Jede Blätterteigscheibe in 3 gleich große Stücke schneiden und jedes auf einer bemehlten Arbeitsfläche zu einem Quadrat ausrollen. Auf die Mitte jedes Qua-drats ca. 1 EL der Schafskäsemasse geben. Die Ränder mit Eiweiß bestreichen und zu Taschen zusammenlegen (jede Ecke in die Mitte bringen und die Seiten andrü-cken).

● Auf das Backblech setzen, mit dem Eigelb bestreichen und etwa 20 min. backen.

Nährwerte pro Portion
230 kcal • 11 g E • 16 g F • 10 g KH

Ein Geschmackserlebnis
Eierstich

Für 4 Personen • braucht etwas mehr Zeit
⏱ 60 Min. + 35–40 Min. Backzeit

400 ml Milch • 100 ml Sahne • 1 Lorbeerblatt • 2 Salbei-blätter • 2 kleine Rosmarinzweige • 2 Stängel Petersilie • 1 Schalotte • 1 Knoblauchzehe • 25 g Parmesan • 10 g Butter • 3 Eigelb • 3 Eiweiß • Salz • Pfeffer • Muskat

● Milch mit Sahne in einen Topf geben und aufkochen. Das Lorbeerblatt und die Hälfte der Kräuter dazugeben und die Mischung bei geringer Hitze auf die Hälfte reduzieren. Die Kräuter herausnehmen und die Milch-Sahne-Mischung etwas abkühlen lassen.

● Die restlichen Kräuter waschen, trocken tupfen und fein hacken. Schalotte und Knoblauch schälen und fein hacken, Parmesan reiben.

● Butter in einem Topf erhitzen, Schalotten- und Kno-blauchwürfel leicht anschwitzen, die gehackten Kräuter dazugeben und kurz mit anschwitzen. Diese Mischung in die Milch einrühren, Parmesan und Eigelb unterrüh-ren.

● Eiweiß steif schlagen und unterheben, die Masse mit Salz, Pfeffer und Muskat würzen.

● Eine rechteckige Auflaufform vorfetten, die Masse ein-füllen und im vorgeheizten Backofen (200 Grad) 35–40 Min. backen, bis die Oberfläche leicht gebräunt ist.

Nährwerte pro Portion
250 kcal • 12 g E • 20 g F • 7 g KH

▶ Blätterteigtaschen

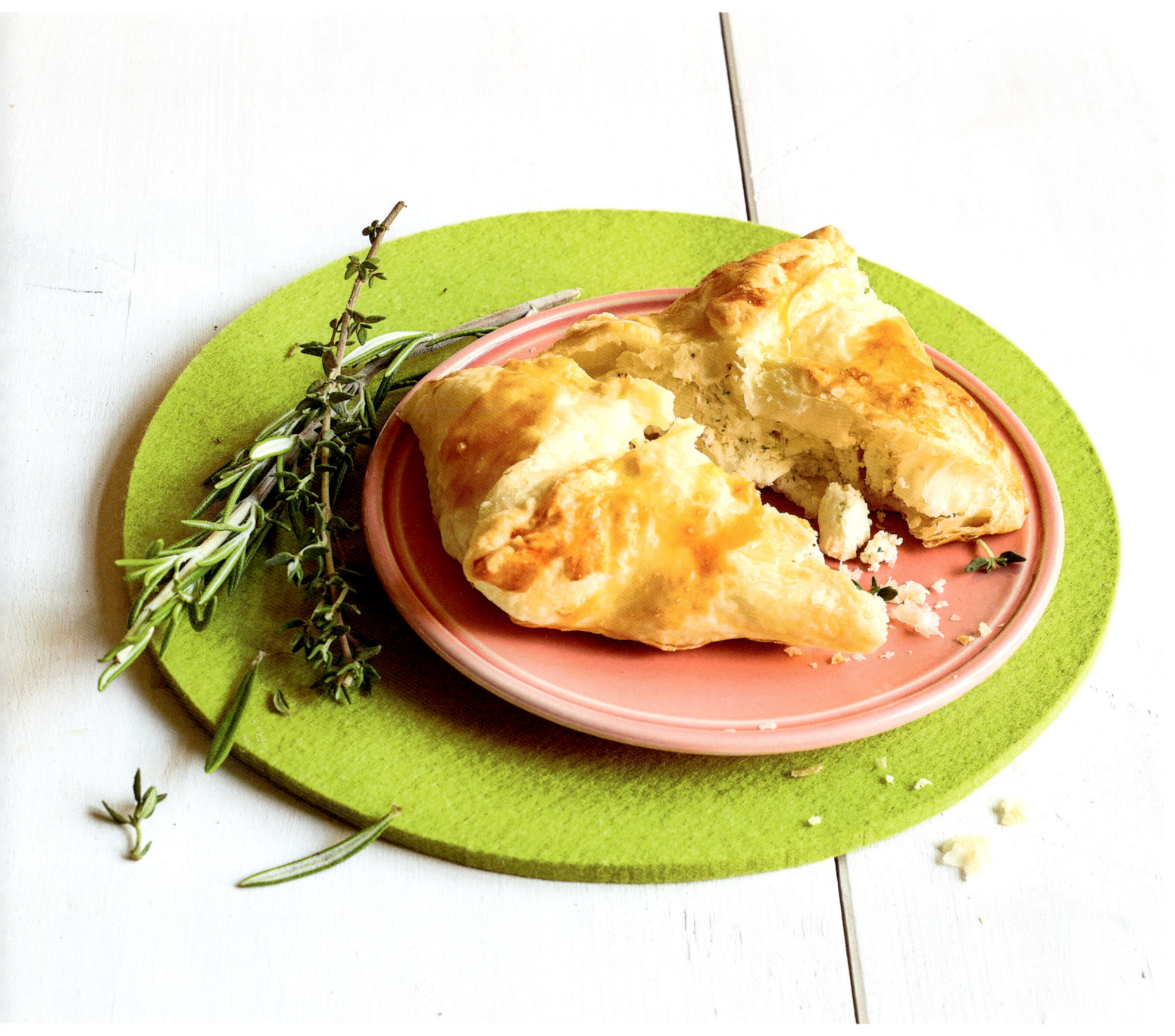

Ein köstliches Essen mit knackigen Linsen

Lauwarmer Rote-Bete-Salat mit Linsensprossen

Für 2 Portionen • braucht etwas mehr Zeit
⊘ 20 Min.

50 g Rote Bete • 30 g Walnüsse • 1 EL Walnussöl • 130 g Linsensprossen (aus 50 g Linsen gezogen) • 1 EL Himbeeressig • 1 EL Rotweinessig • Salz • Pfeffer

● Rote Bete schälen und in feine Streifen schneiden, Walnüsse grob hacken.

● Rote Bete in Öl bei milder Hitze 5 Min. dünsten. Walnüsse und Linsensprossen zugeben und kurz erwärmen.

● Mit Essig, Salz und Pfeffer abschmecken.

Nährwerte pro Portion
200 kcal • 6 g E • 17 g F • 4 g KH

So werden Linsensprossen gezogen

• Je nach Rezept etwa 50–100 g Linsen in eine Schüssel geben, mit Wasser bedecken und über Nacht quellen lassen.
• Linsen in ein Sieb abgießen, abspülen und abtropfen lassen. In eine Schüssel geben, abdecken und bei Raumtemperatur keimen lassen.
• Linsen zweimal täglich mit lauwarmem Wasser spülen und abtropfen lassen. Nach 3–4 Tagen haben sich erste Keime gebildet. Vor der Verwendung nochmals gut abspülen.

Ein herbstliches Gericht mit einem herzhaften Aroma

Bunte Gemüsepfanne mit Räuchertofu

Für 4 Personen • braucht etwas mehr Zeit
⊘ 40 Min.

1 Zwiebel • 1 Knoblauchzehe • 250 g Räuchertofu • 200 g Kürbis • 200 g Zuckerschoten • 100 g Karotten • 100 g Champignons • ½ Nektarine • 1 EL Rapsöl • 2 EL Sojasoße • Curry • Salz • Pfeffer • 3 Stängel Koriander

● Zwiebel und Knoblauch schälen und fein hacken. Räuchertofu würfeln, Kürbis in Spalten schneiden, Zuckerschoten in Streifen schneiden. Karotten schälen und in feine Streifen schneiden, Champignons vierteln und Nektarine in Spalten schneiden.

● Öl in Pfanne erhitzen, Zwiebel und Knoblauch glasig dünsten, Gemüse bis auf Tofu zugeben, etwa 5 Min. anbraten. Tofu zugeben und ebenfalls mitbraten. Sojasoße und Curry zugeben und leicht köcheln lassen.

● Nektarine zugeben, mit Salz und Pfeffer abschmecken.

● Koriander waschen, trocken tupfen und grob hacken. Über die Gemüsepfanne streuen.

Das passt dazu Glasnudeln oder Reis

Nährwerte pro Portion
235 kcal • 18 g E • 11 g F • 14 g KH

Ein toller Auflauf mit Kräutern und Käse
Zucchiniflan

Für 4 Personen • braucht etwas mehr Zeit
⊙ 20 Min. + 40 Min. Backzeit

400 g Zucchini • ½ TL Salz • etwas Butter für die Auf-lאufförmchen • 3 Stängel Petersilie • ¼ Bund Schnittlauch • 2 Eier • 75 g Frischkäse • 30 g Parmesan, gerieben • Pfeffer

● Zucchini waschen, Enden abschneiden und fein raspeln. Mit dem Salz vermischen und 10 Min. ziehen lassen. Danach die Flüssigkeit aus der Mischung mit den Händen herauspressen.

● Den Backofen auf 170 Grad (150 Grad Umluft) vorhei-zen. Vier Auflaufförmchen buttern.

● Die Kräuter waschen, trocken tupfen und fein hacken. Eier mit Frischkäse und Parmesan verrühren, die Kräu-ter zugeben und pfeffern. Die Zucchini untermischen und ggf. nachwürzen.

● In die Förmchen füllen und im Ofen etwa 40 Min. stocken lassen.

Das passt dazu ½ Scheibe Brot. Es schmeckt besonders gut, wenn Sie das Brot etwas rösten bzw. toasten.

Nährwerte pro Portion
130 kcal • 9 g E • 8 g F • 4 g KH

Schmeckt der ganzen Familie
Überbackener Brokkoli

Für 4 Personen • braucht etwas mehr Zeit
⊙ 20 Min. + 20–30 Min. Backzeit

200 g Kartoffeln • 400 g Brokkoli • 1 kleine Zwiebel • 10 g Butter • 200 ml Gemüsebrühe • etwas Butter für die Auflaufform • Salz • Pfeffer • 100 g Käse (z. B. Emmentaler), gerieben • 4 Eier • 100 ml Milch • Muskat • 1 EL Mandel-blättchen

● Den Backofen auf 180 Grad (Umluft 160 Grad) vorheizen.

● Kartoffeln kochen, schälen und in Scheiben schnei-den. Brokkoli waschen und in Röschen teilen. Strunk schälen und in kleine Stücke schneiden. Zwiebel schälen und fein hacken.

● Butter in einem Topf erhitzen, Zwiebel darin glasig dünsten, Brokkoli und die Gemüsebrühe zugeben. Brok-koli kurz dämpfen.

● Eine Auflaufform mit Butter ausreiben. Die Kartof-felscheiben darin verteilen und mit Salz und Pfeffer würzen. Mit der Hälfte des Käses bestreuen. Brokkoli auf den Kartoffelscheiben verteilen.

● Eier mit Milch verrühren, mit Salz, Pfeffer und Muskat würzen und über den Brokkoli gießen. Mit dem restli-chen Käse und den Mandelblättchen bestreuen.

● Im Ofen etwa 20–30 Min. backen.

Nährwerte pro Portion
335 kcal • 24 g E • 19 g F • 14 g KH

Genießen Sie Seidentofu mit frischen Kräutern

Kräuteromelett mit Tofu

Für 4 Personen • geht schnell
⊘ 20 Min.

2 Frühlingszwiebeln • ¼ Bund glatte Petersilie • 3 Eier •
200 g Seidentofu • Salz • Pfeffer • 1 EL Rapsöl

● Frühlingszwiebeln waschen und in kleine Ringe
schneiden. Petersilie waschen, trocken tupfen und fein
hacken.

● Eier aufschlagen und Tofu unterrühren. Frühlingszwiebeln und Petersilie dazugeben, mit Salz und Pfeffer
abschmecken.

● Öl in Pfanne erhitzen und vier kleine Omeletts goldbraun backen.

Nährwerte pro Portion
115 kcal • 8 g E • 8 g F • 2 g KH

Eine tolle Kombination

Lachsfilet mit Kartoffeln und Brokkoli

Für 2 Personen • gelingt leicht
⊘ 30 Min.

2 kleine Kartoffeln • 125 g Lachsfilet • Saft von ½ Zitrone
• 100 g Brokkoli • ½ Knoblauchzehe • 2 TL Rapsöl • Salz •
Pfeffer • Kräuter der Provence • 1 TL Butter

● Kartoffeln waschen und als Pellkartoffeln kochen.
Lachsfilet waschen, mit Zitronensaft säuern und salzen.
Brokkoli als Röschen schneiden. Knoblauch schälen und
fein hacken.

● 1 TL Rapsöl in eine Pfanne erhitzen, Lachsfilet darin
anbraten, kurz vor Bratende Knoblauch hinzugeben und
mit Salz, Pfeffer und Kräuter der Provence würzen.

● Brokkoli in etwas Wasser bissfest garen. Mit 1 TL Öl
beträufeln und mit Salz und Pfeffer vorsichtig würzen.

● Kartoffeln schälen. Butter in einer Pfanne zerlassen
und Kartoffeln darin schwenken.

Tipp Bei tiefgefrorenem Lachs die Auftauzeit beachten. Dieses Gericht schmeckt auch mit grünen Bohnen
statt Brokkoli wunderbar – hierfür bitte 100 g Bohnen
verwenden.

Nährwerte pro Portion
240 kcal • 16 g E • 14 g F • 10 g KH

↝ Lachsfilet mit Kartoffeln und Brokkoli

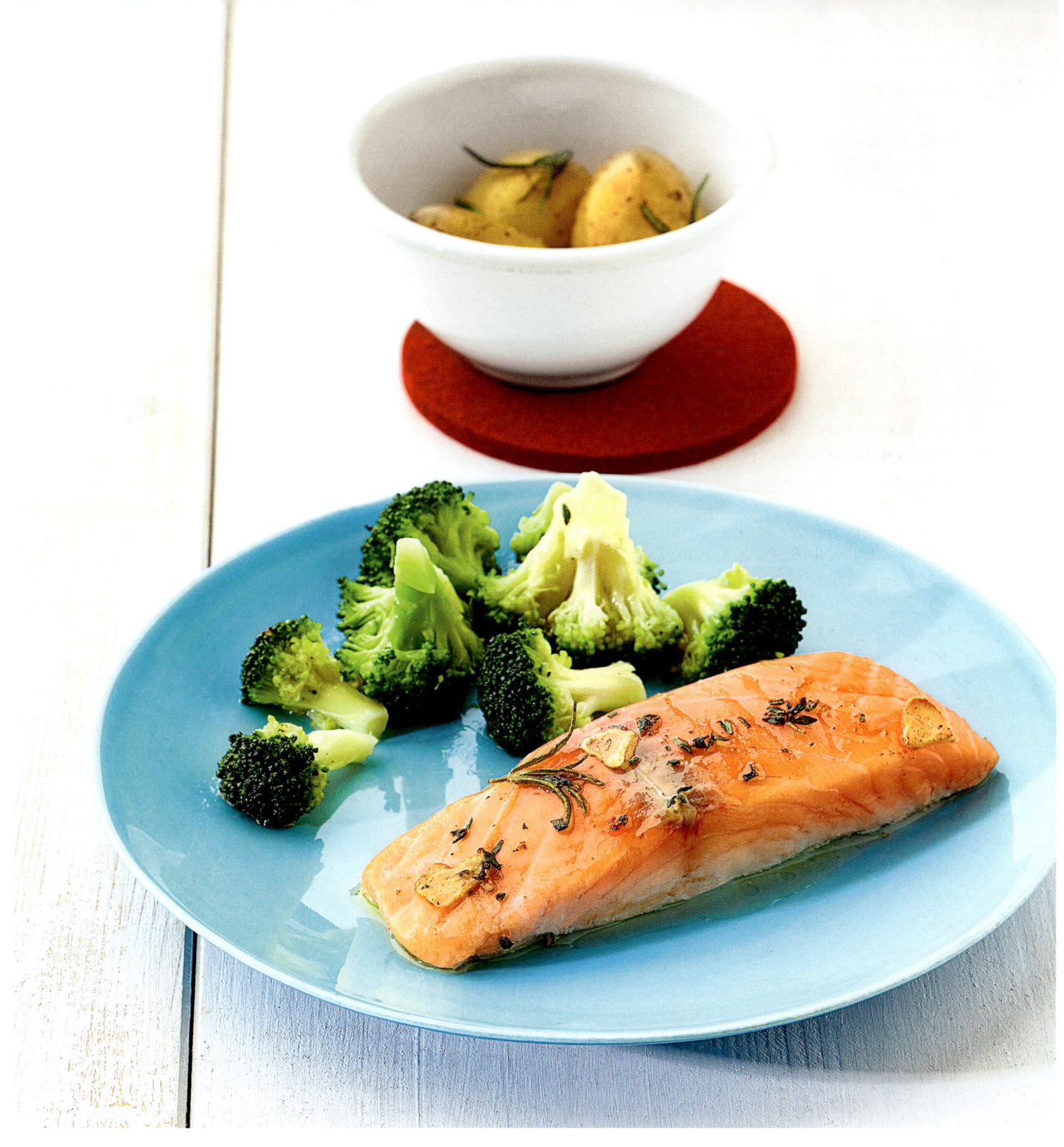

Von Christine E. aus dem Rhein-Main-Gebiet
Fischfilet Bordelaiser Art

Für 2 Personen • gut vorzubereiten
⏱ 20 Min. + 20 Min. Backzeit

200 g Seelachsfilet • ¼ Zitrone, unbehandelt • Salz • Pfeffer • ¼ Bund Petersilie • ¼ Bund Schnittlauch • 1 Scheibe Knäckebrot • ¼ Knoblauchzehe • 1 TL Senf • 1 TL Tomatenmark • 3 Blätter Butterbrotpapier • ¼ TL Rapsöl

● Fisch waschen, trocken tupfen und mit etwas Zitronensaft beträufeln, ca. 15 Min. ziehen lassen, dann den Fisch mit Salz und Pfeffer würzen

● Kräuter waschen und fein hacken. Knäckebrot in einen stabilen Plastikbeutel geben und mit dem Wellholz zerkleinern. Die Hälfte der Kräuter mit dem Knäckebrot mischen. Knoblauch schälen, durchpressen und zu der Kräuter-Knäckebrot-Mischung geben. Zitronenschale abreiben und ebenfalls dazugeben.

● Senf, Tomatenmark und die restlichen Kräuter mischen. Eine Fischseite damit bestreichen. Die Knäckebrot-Kräuter-Mischung darauf verteilen.

● Ein Blatt Butterbrotpapier mit dem Öl bestreichen und ein weiteres Blatt darauflegen. Den Fisch in die Mitte des Papiers setzen, mit dem letzten Blatt Papier bedecken und ein Päckchen daraus falten.

● Auf den Rost im vorgeheizten Backofen geben und bei 200 Grad (Umlauf 180 Grad) ca. 20 Min. garen.

Nährwerte pro Portion
140 kcal • 20 g E • 5 g F • 4 g KH

Schmecken mit Knoblauch besonders gut
Garnelenspieße

Für 2 Personen • gelingt leicht
⏱ 15 Min.

150 g Garnelen • 1 Knoblauchzehe • 2 TL Olivenöl • Salz • Pfeffer • 2–3 Holzspieße

● 5–6 Garnelen (je nach Größe) auf Holzspieße stecken.

● Knoblauchzehe schälen und fein hacken. Olivenöl in Pfanne erhitzen. Garnelenspieße dazugeben und von jeder Seite leicht anbraten. Knoblauch in die Pfanne geben und ebenfalls leicht anbraten.

● Spieße mit Salz und Pfeffer würzen.

Das passt dazu 1 kleine Portion gemischter Salat und 1 kleine Scheibe Baguette

Nährwerte pro Portion
100 kcal • 14 g E • 4 g F • 1 g KH

Kross gebacken schmecken sie besonders gut

Kartoffelrösti mit Räucherlachs

Für 2 Personen • gelingt leicht
⊘ 25 Min.

120 g Kartoffeln • 2 EL Rapsöl • 100 g Räucherlachs • Salz • Pfeffer • 2 TL Sahnemeerrettich

● Kartoffeln waschen, schälen und grob raspeln.

● Das Öl in einer Pfanne erhitzen, die geraspelten Kartoffeln portionsweise (ergibt 4 Rösti) in die Pfanne geben und Plätzchen von ca. 8 cm Durchmesser formen. Von beiden Seiten goldbraun backen und auf Küchenpapier abtropfen lassen.

● Mit Salz und Pfeffer würzen und mit dem Räucherlachs und dem Sahnemeerrettich auf Tellern anrichten.

Nährwerte pro Portion
260 kcal • 12 g E • 18 g F • 12 g KH

Dieses Gericht ist ein Muss für Matjesfans

Matjes mit Knoblauchbohnen und Bratkartoffeln

Für 2 Personen • gelingt leicht
⊘ 30 Min.

2 kleine Kartoffeln • 100 g grüne Bohnen • 1 kleine Knoblauchzehe • 3 TL Rapsöl • Bohnenkraut • Salz • Pfeffer • 2 Matjesfilets

● Kartoffeln waschen, als Pellkartoffeln kochen, schälen und in Scheiben schneiden.

● Bohnen in etwas Wasser ca. 10–15 Min. dämpfen. Knoblauch schälen und fein hacken.

● In einer kleinen Pfanne 2 TL Öl erhitzen, Kartoffeln darin anbraten.

● Bohnen abgießen.

● In einem kleinen Topf 1 TL Rapsöl erhitzen, Knoblauch zugeben, leicht andünsten, Bohnen zugeben und mit Salz, Pfeffer und Bohnenkraut würzen.

● Matjes mit Bratkartoffel und Knoblauchbohnen anrichten.

Nährwerte pro Portion
350 kcal • 16 g E • 27 g F • 12 g KH

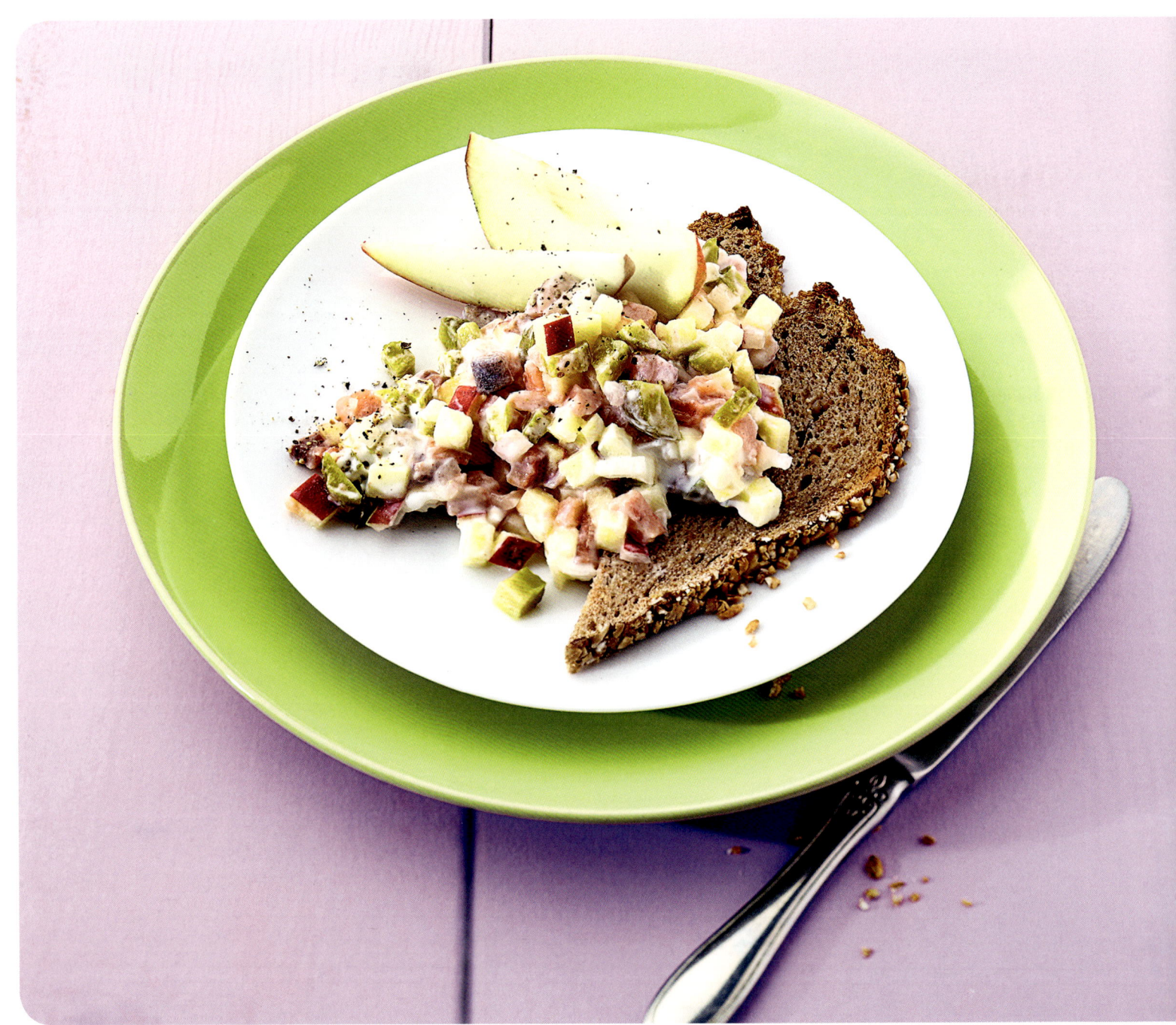

Matjes einmal anders
Matjestartar

Für 2 Personen • gelingt leicht
⊙ 15 Min.

2 Matjesfilets • ¼ säuerlicher Apfel • 4 Cornichons • ½ Schalotte • 2 EL Naturjoghurt • Pfeffer • 4 TL Sud der Cornichons • 1 Scheibe Vollkornbrot

● Matjesfilet klein würfeln. Apfel in Stückchen schneiden. Cornichons klein würfeln. Schalotte schälen und fein hacken.

● Alle Zutaten mit dem Naturjoghurt vermischen, mit Pfeffer würzen.

● Matjestartar mit jeweils ½ Scheibe Brot anrichten.

Nährwerte pro Portion
320 kcal • 17 g E • 20 g F • 17 g KH

Klassisch mit Kapern
Thunfischtartar

Für 2 Personen • gelingt leicht
⊙ 15 Min.

150 g Thunfisch aus der Dose im eigenen Saft • 1 EL Kapern • 4 Cornichons • ½ Zitrone (Saft) • 1–2 EL Olivenöl • 5 Blätter Basilikum • Salz • Pfeffer • 1 Scheibe Vollkorntoast

● Thunfisch abtropfen lassen und fein hacken. Kapern und Cornichons hacken und mit Zitronensaft und Olivenöl vermengen, Thunfisch zugeben.

● Basilikum waschen, trocken tupfen und in feine Streifen schneiden, mit dem Thunfisch vermengen und mit Salz und Pfeffer würzen.

● Thunfisch mit jeweils ½ Scheibe Brot anrichten.

Nährwerte pro Portion
170 kcal • 19 g E • 7 g F • 7 g KH

Ein schnelles Gericht mit dem gewissen Etwas

Forellenfilet mit Sahnemeerrettich

Für 2 Personen • gelingt leicht
⊘ 10 Min.

2 TL Sahnemeerrettich • 2 TL Preiselbeeren • 2 geräucherte Forellenfilets • 1 Scheibe Vollkorntoast

● Sahnemeerrettich und Preiselbeeren verrühren.

● Forellenfilets auf 2 Tellern anrichten und mit der Meerrettichcreme garnieren.

● Vollkorntoast toasten und jeweils ½ Scheibe dazu servieren.

Nährwerte pro Portion
140 kcal • 17 g E • 4 g F • 7 g KH

Schmeckt nach Urlaub

Mediterraner Bohnensalat

Für 4 Personen • braucht etwas mehr Zeit
⊘ 30 Min. + 60 Min. Ruhezeit

150 g grüne Bohnen • ½ Bund Lauchzwiebeln • ¼ Bund glatte Petersilie • 1 Zweig Rosmarin • ¼ Bund Basilikum • ½ Zitrone, unbehandelt • Salz • Pfeffer • 2 EL Weißweinessig • 1 kleine Knoblauchzehe • 3½ EL Olivenöl • ½ Dose weiße Bohnen (= 125 g Abtropfgewicht) • 150 g Cocktailtomaten • ½ Dose Thunfisch, naturell (= 75 g Abtropfgewicht)

● Grüne Bohnen waschen, putzen, halbieren und in kochendem Salzwasser ca. 15 Min. garen.

● Lauchzwiebeln waschen und in kleine Ringe schneiden. Kräuter waschen, trocken tupfen, Petersilie und Rosmarin fein hacken. Basilikum zur Seite stellen.

● Zitronenschale abreiben und Zitrone auspressen. Beides mit Salz, Pfeffer, gehackten Kräutern und Essig verrühren. Knoblauchzehe schälen, pressen und dazugeben, Öl hinzufügen und abschmecken.

● Grüne Bohnen abgießen, weiße Bohnen abtropfen lassen. Bohnen mit Lauchzwiebeln in eine Schüssel geben, mit der Marinade vermischen und etwas 1 Std. ziehen lassen.

● Cocktailtomaten waschen und halbieren, Thunfisch abtropfen lassen und zerzupfen, Basilikum fein schneiden. Alles vorsichtig unter den Salat mischen. Nochmals abschmecken.

Nährwerte pro Portion
160 kcal • 8 g E • 9 g F • 9 g KH

Lecker gefüllt mit Hackfleisch

Ofenkartoffel

Für 4 Personen • gelingt leicht
⊘ 35 Min. + 25 Min. Backzeit

2 große festkochende Kartoffeln (à 150 g) • 1 kleine Zwiebel • 1 EL Rapsöl • 50 g magere Speckwürfel • 125 g gemischtes Hackfleisch • Salz • Pfeffer • 1 TL getrockneter Thymian • 1 Ei • 25 g geriebener Emmentaler • 2 Stängel Petersilie • 100 g Schmand (24 % Fett)

● Kartoffeln gründlich waschen und in 20 Min. gar kochen, etwas abkühlen lassen. Kartoffeln längs halbieren, mit einem kleinen Löffel vorsichtig aushöhlen und das ausgelöste Kartoffelfleisch fein würfeln. Während die Kartoffeln kochen, die Zwiebel schälen und fein hacken.

● Backofen auf 200 Grad vorheizen (Umluft 180 Grad).

● Öl in einer Pfanne erhitzen, Zwiebel und Speckwürfel kurz anbraten, Hackfleisch dazugeben und mitbraten. Mit Salz, Pfeffer und Thymian herzhaft würzen. Kartoffelwürfel kurz mitbraten.

● Ei verrühren, mit der Hackfleisch-Kartoffel-Mischung und dem geriebenen Käse vermengen, nochmals abschmecken.

● Backblech fetten, Kartoffelhälften daraufsetzen, mit der Hackfleischmischung füllen und ca. 25 Min. im Backofen überbacken.

● Petersilie waschen und fein hacken. Auf jede Kartoffel 1 EL Schmand geben und mit der Petersilie bestreuen.

Nährwerte pro Portion
270 kcal • 15 g E • 17 g F • 14 g KH

Ein köstlicher Klassiker

Gefüllte Paprika

Für 2 Personen • gelingt leicht
⊘ 15 Min. + 25 Min. Backzeit

1 Paprika • 1 Knoblauchzehe • 1 Frühlingszwiebel • 80 g Schafskäse • ½ mittelgroße Tomate • 1 EL Olivenöl • 100 g gemischtes Hackfleisch • Salz • Pfeffer • Rosmarin

● Backofen auf 170 Grad vorheizen (Umluft 150 Grad).

● Paprika waschen, halbieren, Samen und weiße Häutchen entfernen. Knoblauch schälen und fein hacken, Frühlingszwiebel in kleine Ringe schneiden. Schafskäse und Tomate in kleine Würfel schneiden.

● Öl in einer Pfanne erhitzen, Knoblauch und Frühlingszwiebel kurz darin anschwitzen, Hackfleisch dazugeben und mitbraten. Schafskäse und Tomate dazugeben und kurz mitgaren, mit Salz, Pfeffer und Rosmarin würzen.

● Backblech fetten, Paprikahälften daraufsetzen, mit der Hackfleischmischung füllen und ca. 25 Min. im Backofen überbacken.

Das passt dazu 1 kleine Scheibe Baguette oder gekochter Reis (ca. 1 EL)

Nährwerte pro Portion
330 kcal • 18 g E • 23 g F • 9 g KH

Schmeckt nicht nur auf Partys gut
Chili con Carne

Für 10 Personen • braucht etwas mehr Zeit
⊘ ca. 12 Std. Einweichzeit + ca. 1½–2 Std. Kochzeit +
40 Min. Zubereitung

500 g getr. Kidneybohnen • 1 kleine Zwiebel • 1 Knoblauchzehe • 2 Paprikaschoten (1 × rot, 1 × grün) • 1 EL Rapsöl •
500 g Hackfleisch, gemischt • 500 g Tomaten, stückig •
500 ml Gemüsebrühe • Chilipulver • Salz • Pfeffer

● Kidneybohnen über Nacht in reichlich Wasser einweichen, Einweichwasser verwerfen und in frischem
Wasser ca. 1½–2 Std. bei leichter Hitze garen.

● Zwiebel und Knoblauch schälen und fein hacken.
Paprika waschen und in kleine Streifen schneiden. In
einem Topf Öl erhitzen, Zwiebel und Knoblauch glasig
dünsten, Hackfleisch dazugeben, mitanbraten und mit
Salz und Pfeffer würzen. Paprika dazugeben, ebenfalls
kurz mitdünsten.

● Stückige Tomaten und die Gemüsebrühe dazugeben,
mit Chilipulver würzen. Köcheln lassen und die gegar-
ten, abgetropften Kidneybohnen dazugeben.

● Abschließend mit Salz, Pfeffer und Chilipulver abschmecken.

Tipp Kochen Sie eine größere Menge vor – Chili con
Carne lässt sich wunderbar einfrieren.

Nährwerte pro Portion
300 kcal • 22 g E • 11 g F • 22 g KH

Die Klassischen mit Hack und Zwiebeln
Mini-Frikadellen

Für 6 Portionen (à 3 Stück) • gut vorzubereiten
⊘ 45 Min.

1 kleine Zwiebel • 1 Knoblauchzehe • 4 Stängel Petersilie •
1 TL Rapsöl • 50 g magere Speckwürfel • 500 g Hackfleisch,
gemischt • 1 Ei • Salz • Pfeffer • Majoran • 1 EL Rapsöl oder
Butterschmalz

● Zwiebel und Knoblauch schälen und fein hacken.
Petersilie waschen, trocken tupfen und fein hacken.

● Rapsöl in einer Pfanne erhitzen, Zwiebel und Knoblauch glasig dünsten. Speckwürfel und gehackte Petersilie dazugeben, kurz mitbraten.

● Alles aus der Pfanne nehmen und mit dem Hackfleisch vermischen. Ei zugeben, mit Salz, Pfeffer und
Majoran würzen. Aus der Masse kleine Frikadellen (ca.
tischtennisballgroß) formen.

● In der Pfanne Rapsöl oder Butterschmalz erhitzen, die
kleinen Frikadellen von jeder Seite braun backen.

Tipp Backen Sie eine größere Menge, Frikadellen lassen
sich prima einfrieren.

Nährwerte pro Portion
250 kcal • 19 g E • 19 g F • 1 g KH

❧ Chili con Carne

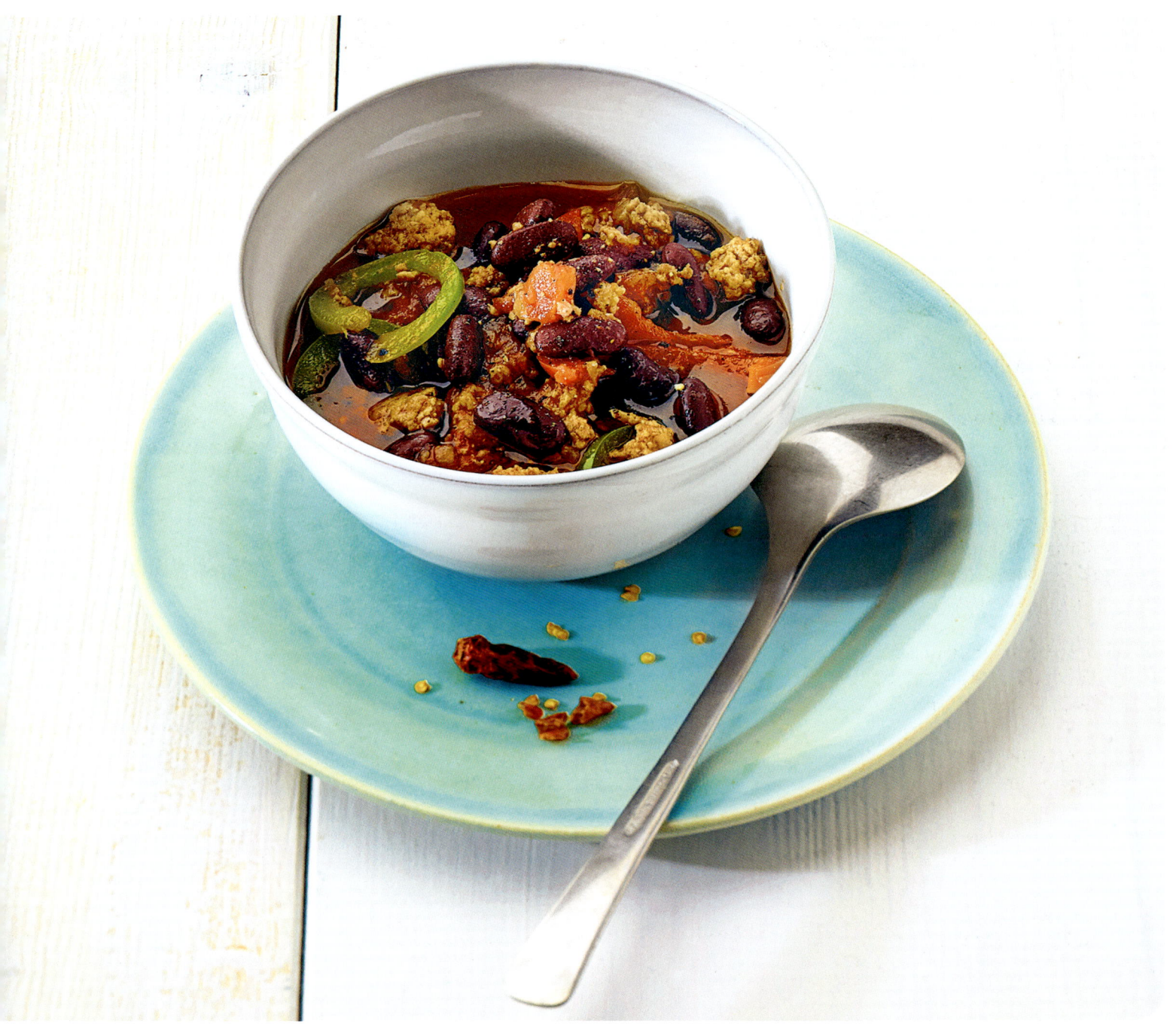

Von Karin B. aus Offenbach
Tomatenmatsch

Für 2 Personen • gelingt leicht
⊘ 15 Min.

1 kleine Zwiebel • 4 dünne Scheiben Bacon • 2 mittelgroße Tomaten • 1 TL Rapsöl • 2 Eier • Salz • Pfeffer • 4 Stängel Schnittlauch

● Zwiebel schälen und fein hacken, Schinken (Bacon) klein schneiden. Tomaten waschen und in kleine Würfel schneiden.

● Öl in einer Pfanne erhitzen und Zwiebel glasig dünsten, Schinken dazugeben und kurz anbraten. Tomaten dazugeben und weich köcheln.

● Eier verrühren, mit Salz und Pfeffer würzen, in die Pfanne geben und stocken lassen.

● Schnittlauch waschen, trocken tupfen, in Röllchen schneiden und darüberstreuen.

Nährwerte pro Portion
160 kcal • 15 g E • 9 g F • 4 g KH

Das Fleisch ist auch kalt eine Köstlichkeit
Roastbeef mit Bratkartoffeln

Für 2 Personen • gelingt leicht
⊘ 20 Min.

2 kleine Kartoffeln • 2 TL Rapsöl • 2 TL Sahnemeerrettich • 2 EL Schmand • 4 Cornichons • Salz • Pfeffer • 100 g Roastbeef

● Rohe Kartoffeln schälen und in dünne Scheiben schneiden.

● Öl in Pfanne erhitzen und Kartoffel ca. 5 Min. anbraten, Deckel auf Pfanne geben und Kartoffeln garen.

● Meerrettich mit Schmand verrühren, Cornichons in kleine Scheiben schneiden und unterheben, mit Salz und Pfeffer abschmecken.

● Roastbeef mit Bratkartoffeln und Soße anrichten.

Nährwerte pro Portion
225 kcal • 14 g E • 12 g F • 13 g KH

Jetzt fehlt nur noch die Berghütte

Bauernpfanne

Für 2 Personen • gelingt leicht
⊘ 30 Min.

2 kleine Kartoffeln • 2 TL Rapsöl • 2 Eier • Salz • Pfeffer • 2 TL magere Speckwürfel • 2 TL geriebenen Käse (z. B. Emmentaler) • 4 Stängel Schnittlauch • 2 kleine Tomaten

● Kartoffeln waschen, als Pellkartoffeln kochen, schälen und in Scheiben schneiden. In einer kleinen Pfanne Öl erhitzen, Kartoffeln darin anbraten.

● Die Eier verrühren, mit Salz und Pfeffer würzen. Speckwürfel und geriebenen Käse unterrühren. Die Eimasse über die Kartoffeln geben und bei schwacher Hitze stocken lassen.

● Schnittlauch waschen, trocken tupfen und in Röllchen schneiden. Bauernpfanne mit Schnittlauchröllchen bestreuen und mit den Tomaten garnieren.

Tipp Haben Sie noch gekochte Kartoffel vom Vortag übrig? Dann verkürzt sich die Zubereitungszeit auf 15 Min.

Nährwerte pro Portion
210 kcal • 11 g E • 13 g F • 11 g KH

Ganz klassisch mit Kapern

Königsberger Klopse

Für 6 Personen • gut vorzubereiten
⊘ 30 Min.

Für die Klopse:
1 altbackenes Brötchen • 500 g gemischtes Hackfleisch • ½ TL Salz • 1 kleine Zwiebel • 1 Bund Petersilie • 15 g Butter • 1 Knoblauchzehe • 4 Sardellenfilets • 1 Ei • abgeriebene Zitronenschale • Pfeffer • Muskat • Salz • 1 Lorbeerblatt • einige Pfefferkörner

Für die Soße:
30 g Butter • 30 g Mehl • ½ l Kochsud • Salz • Pfeffer • 2 EL Kapern • 1–2 EL Zitronensaft • 3 EL Sahne

● Das Brötchen in Wasser einweichen. Hackfleisch in eine Schüssel geben und mit Salz würzen. Zwiebel schälen und fein würfeln. Petersilie waschen und fein hacken. Butter in einem Topf zerlassen und Zwiebel und Petersilie anschwitzen. Beides zum Fleisch geben.

● Knoblauch schälen und durchpressen, Sardellenfilets würfeln. Brötchen ausdrücken und mit dem Ei, der Zitronenschale, den Sardellenfilets und dem Knoblauch zum Fleisch geben, mit Pfeffer und Muskat würzen. Aus dem Teig kleine Klopse formen.

● In einem Topf Wasser mit Salz, Lorbeerblatt und Pfefferkörnern zum Kochen bringen. Klopse hinzufügen und ca. 10–15 Min. bei mittlerer Hitze garen.

● Butter in einem Topf zerlassen. Mehl einrühren und nach und nach den Kochsud hinzugeben, sodass eine dickliche Soße entsteht. Mit Salz und Pfeffer würzen. Kapern, Zitronensaft und Sahne hinzugeben und 5 Min. ziehen lassen. Die Klopse mit der Soße servieren.

Nährwerte pro Portion
320 kcal • 19 g E • 23 g F • 9 g KH

Ein Hauch von Indien

Tandoori-Huhn

Für 4 Personen • gut vorzubereiten
⊘ 15 Min. Vorbereitungszeit + 3 Std. Marinierzeit + 15 Min. Grillzeit

2 Hähnchenbrustfilets (400 g) • 1 Knoblauchzehe • 2 cm frischer Ingwer • 150 g Joghurt • ½ TL Kreuzkümmel • ½ TL Kurkuma • ¼ TL Chilipulver • 2 EL Zitronensaft • Salz • Pfeffer

● Hähnchenbrustfilets mit Küchenkrepp trocken tupfen. Jedes Filet nochmals in vier Stücke schneiden. Knoblauchzehe und Ingwer schälen, fein hacken.

● Joghurt mit Kreuzkümmel, Kurkuma, Chilipulver und Zitronensaft verrühren. Knoblauch und Ingwer zugeben, mit Salz und Pfeffer würzen.

● Fleisch in die Marinade legen und zugedeckt im Kühlschrank 3 Std. ziehen lassen.

● Nach der Marinierzeit Fleisch herausnehmen und auf dem Grill pro Seite ca. 5–7 Min. grillen, dabei immer wieder mit der Marinade bestreichen.

Das passt dazu Salat und indisches Fladenbrot

Nährwerte pro Portion
120 kcal • 24 g E • 1 g F • 1 g KH

Knusprige Putenstreifen mit einer asiatischen Soße

Pute mit Erdnusssoße

Für 2 Personen • geht schnell
⊘ 20 Min.

1 Schalotte • 1 cm frischer Ingwer • 1 EL Rapsöl • 1 Knoblauchzehe • 200 ml Kokosmilch • 40 g Erdnussmus • 200 g Putenbrustfilet • 1 EL Sojasoße • 1–2 TL Sambal Olek • ½ Limette • Salz

● Schalotte und Ingwer schälen und fein hacken.

● ½ EL Öl in einem Topf erhitzen, Schalotte und Ingwer darin anbraten. Knoblauch schälen, pressen und dazugeben. Kokosmilch und Erdnussmus dazugeben, einrühren und bei leichter Hitze 10 Min. köcheln lassen.

● Putenfilet waschen, trocken tupfen und in Streifen schneiden. Mit der Sojasoße beträufeln. Fleisch in restlichem Öl anbraten.

● Soße mit Sambal Olek, Limettensaft und Salz abschmecken und zur Pute servieren.

Das passt dazu Gemüsereis

Nährwerte pro Portion
530 kcal • 33 g E • 40 g F • 11 g KH

Zusammen mit Reis ein klassisches Gericht

Leckeres Hühnerfrikassee

Für 4 Personen • gut vorzubereiten
⊘ 40 Min.

400 g Hühnerbrustfilets • Salz • Pfeffer • Mehl zum Bestäuben • ½ Zwiebel • 1 Karotte • 20 g Butter • 200 ml Hühnerbrühe

Für die Soße:
100 g Champignons • 1 EL Mehl • 20 g Butter • 50 ml Sahne • Salz • Cayennepfeffer

● Hühnerbrustfilets waschen, trocken tupfen und mit Salz und Pfeffer würzen. Leicht mit Mehl bestäuben. Zwiebel schälen und grob hacken. Karotte schälen und grob würfeln.

● Butter in einem Topf zerlassen, Huhnerbrustfilets von jeder Seite leicht anbraten. Zwiebeln und Karotten dazugeben und leicht mitbräunen. Mit der Brühe ablöschen und bei milder Hitze ca. 30 Min. weich dünsten. Das Fleisch herausnehmen und in Streifen schneiden. Brühe passieren.

● Champignons abbürsten und vierteln. Etwas Butter in einem Topf erhitzen, Champignons darin anbraten, aus dem Topf nehmen.

● Mehl mit der restlichen zerlassenen Butter verrühren. Etwas Brühe dazugeben und weiterrühren. Nun die restliche Brühe dazugeben und weiterhin rühren, damit keine Klümpchen entstehen. Sahne hinzufügen, mit Salz und Cayennepfeffer würzen und etwa 5–10 Min. köcheln lassen. Champignons und Fleisch zugeben.

Nährwerte pro Portion
250 kcal • 26 g E • 13 g F • 6 g KH

Zitrone und Knoblauch sorgen für das gewisse Etwas

Huhn mit Zitrone

Für 4 Personen • braucht etwas mehr Zeit
⊘ 30 Min. + 60 Min. Garzeit

400 g Hühnerbrustfilet • Salz • Pfeffer • Saft von 2–3 Zitronen (ca. 75 ml) • 1 Knoblauchzehe • 50 ml Olivenöl • 180 g Kartoffeln • 150 g Zwiebeln • ⅓ Bund Petersilie

● Den Backofen auf 200 Grad (Umluft 180 Grad) vorheizen.

● Hühnerbrustfilet waschen, trocken tupfen, in Portionsstücke schneiden und mit Salz und Pfeffer würzen.

● Die Zitronen auspressen, Knoblauchzehe schälen und durchpressen. Beides mit Olivenöl verrühren und mit Salz und Pfeffer würzen.

● Kartoffeln schälen und in Würfel schneiden. Zwiebel schälen und vierteln. Beides in der Marinade wenden.

● Fleisch in eine Bräterform legen. Kartoffeln und Zwiebeln zu dem Fleisch geben, alles mit der restlichen Marinade übergießen und etwa 1 Std. im Ofen schmoren.

● Petersilie waschen, trocken tupfen, fein hacken und das Zitronenhuhn vor dem Servieren damit bestreuen.

Nährwerte pro Portion
270 kcal • 25 g E • 13 g F • 10 g KH

AUFSTRICHE & DIPS

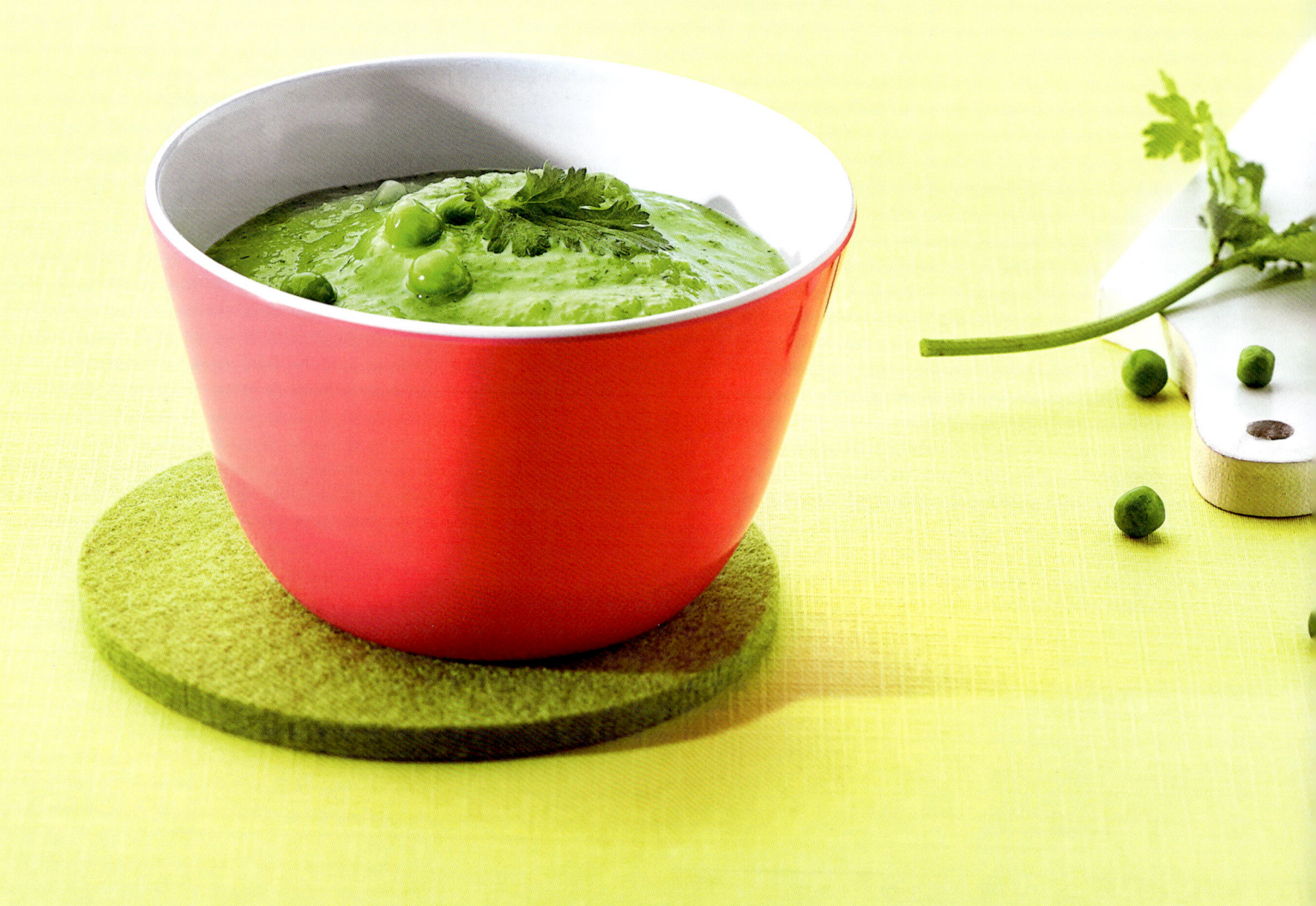

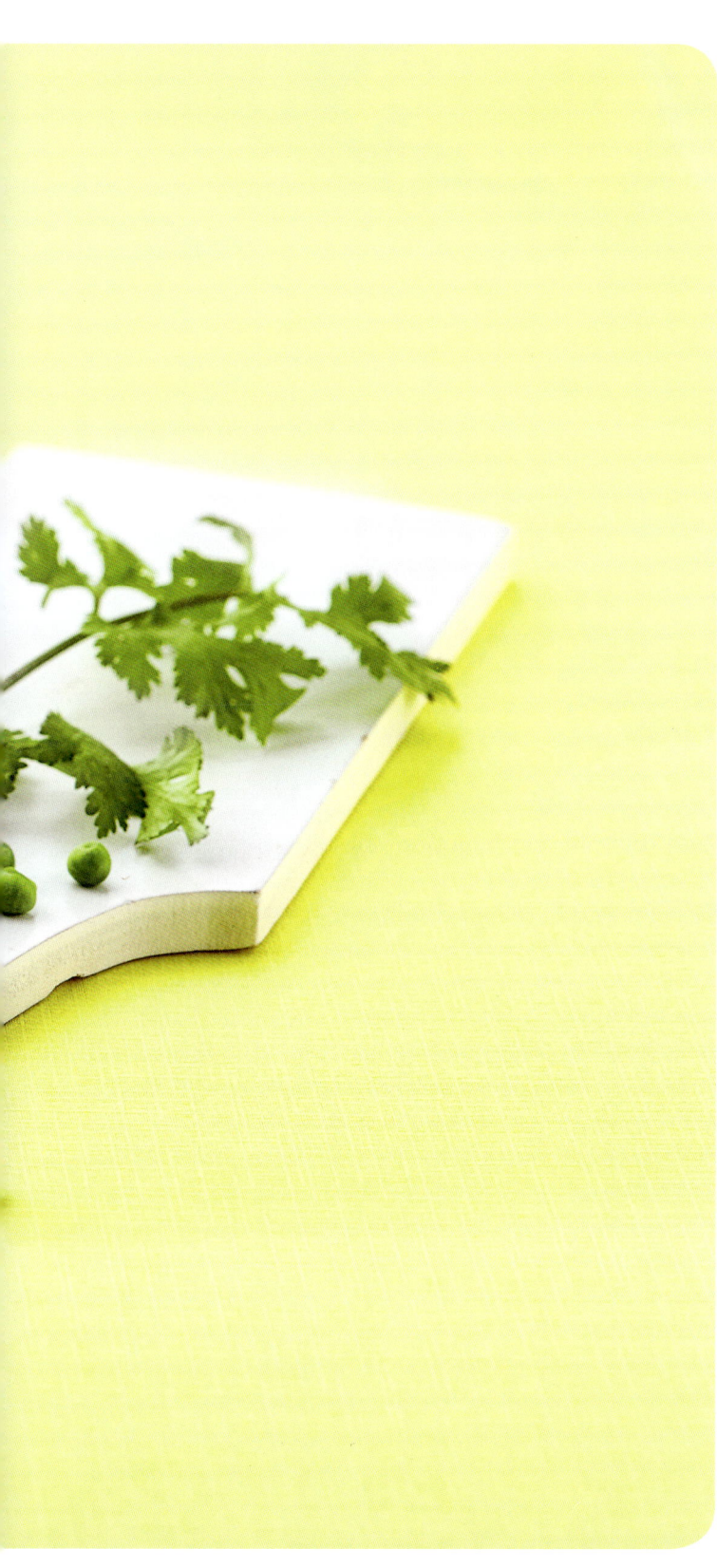

Wer denkt beim Thema Aufstriche und Dips gar an Hülsenfrüchte oder an einen Waldspaziergang?

Aus Hülsenfrüchten können Sie feine, cremige Aufstriche zaubern, die auch der Familie und Ihren Gästen schmecken werden. Lassen Sie sich vom Geschmack eines Erbsenaufstrichs oder einer Kichererbsencreme überraschen. Sie werden erstaunt sein, wie lecker diese Aufstriche sind. Und die Kidneybohnencreme schmeckt auch als Bratling wunderbar.

Im Frühsommer bietet sich ein Spaziergang am Waldrand an, um die wohlduftenden Holunderblüten zu sammeln. Lassen Sie sich von diesem Aroma betören und genießen Sie selbst gekochtes Holunderblütengelee im Quark oder Joghurt. Holunderblütengelee ist übrigens auch ein tolles Mitbringsel.

Auch aus Schafskäse und Fisch können köstliche Cremes entstehen. Probieren Sie einmal Thunfisch oder Forelle als Brotaufstrich oder Dip. Die Thunfischcreme eignet sich auch wunderbar zum Verfeinern von Suppen.

Die Aufstriche und Dips sind für Sie ebenfalls eine gute Eiweißquelle und schmecken wirklich richtig gut.

◄ Erbsenaufstrich (Seite 116)

Zarte Blüten mit süßem Duft

Holunderblüten-gelee

Für 6 mittelgroße Gläser • geht schnell

⊘ 20 Min. + Einweichzeit über Nacht

10 Dolden Holunderblüten • 1 l Apfelwein • 330 g Gelierzucker 1 : 3

● Holunderblüten über Nacht in 1 l Apfelwein einweichen.

● Am nächsten Morgen Blüten entfernen, Apfelwein durch ein feines Sieb gießen.

● Mit dem Gelierzucker einkochen und in Gläser abfüllen.

Nährwerte pro 100 g
135 kcal • 0 g E • 0 g F • 27 g KH

Köstlich mit Koriander

Erbsenaufstrich

Für 2 Personen • geht schnell
⊘ 20 Min.

100 g Erbsen, frisch oder TK • 50 ml Wasser • ¼ Bund Koriander • ½ Knoblauchzehe • 50 g Schmand • Salz • Pfeffer

● Erbsen in Wasser ca. 5–10 Min. garen.

● Koriander waschen, trocken tupfen und fein hacken (ergibt ca. 1 EL). Knoblauchzehe schälen und fein hacken.

● Erbsen abtropfen lassen, mit Schmand, Knoblauch und Koriander vermischen und pürieren. Mit Salz und Pfeffer abschmecken.

Tipp Kann abgefüllt in einem Glas 2–3 Tage im Kühlschrank aufbewahrt werden.

Nährwerte pro Portion
115 kcal • 3 g E • 8 g F • 6 g KH

Kann auch zum Bratling werden

Kidneybohnen-creme

Für 4 Personen • gelingt leicht
⊘ 12 Std. Einweichzeit + 10 Min. + 60 Min. Kochzeit

100 g Kidneybohnen, getrocknet • 1 EL Olivenöl • 6 schwarze Oliven (eingelegt in Kräuter und Knoblauch) • 2 TL Zitronensaft • Salz • Pfeffer

● Bohnen über Nacht einweichen. Am nächsten Tag Einweichwasser abgießen und die Bohnen in reichlich frischem Wasser ca. 1 Std. garen, bis sie weich sind.

● Bohnen abtropfen und abkühlen lassen, mit dem Öl pürieren.

● Oliven fein hacken, unter die Bohnenmasse rühren, mit Zitronensaft, Salz und Pfeffer würzen.

Tipp Wer mag, kann auch Bohnen aus der Dose (Abtropfgewicht von 230 g) verwenden. Die Bohnencreme kann abgefüllt in einem Glas 2–3 Tage im Kühlschrank aufbewahrt oder zu kleinen Bratlingen geformt in der Pfanne von jeder Seite kross angebraten werden.

Nährwerte pro Portion
120 kcal • 6 g E • 4 g F • 11 g KH

Ein Hauch des Orients
Kichererbsen-creme

Für 4 Personen • gelingt leicht
⊙ 12 Std. Einweichzeit + 10 Min. + 60 Min. Kochzeit

100 g Kichererbsen, getrocknet • 1 Knoblauchzehe • 2 EL Olivenöl • 2 EL Schmand • 1 TL Kreuzkümmel • Salz • Pfeffer • 5–6 Stängel Koriander

● Kichererbsen über Nacht einweichen. Am nächsten Tag Einweichwasser abgießen und die Erbsen in reichlich frischem Wasser ca. 1 Std. garen, bis sie weich sind.

● Bohnen abtropfen und abkühlen lassen.

● Knoblauchzehe schälen und fein hacken.

● Knoblauch mit Olivenöl, Schmand und Kreuzkümmel zu den Kichererbsen geben und pürieren.

● Mit Salz und Pfeffer würzen.

● Koriander waschen, trocken tupfen, fein hacken und unter die Kichererbsencreme rühren.

Nährwerte pro Portion
140 kcal • 5 g E • 7 g F • 12 g KH

Superfood fürs Brot
Rote-Linsen-Aufstrich

Für 4 Personen • gut vorzubereiten
⊙ 30 Min.

2 kleine Schalotten (ca. 50 g) • 1 cm Ingwerwurzel • 1½ EL Olivenöl • 100 g rote Linsen • ½ TL Tomatenmark • 1 Lorbeerblatt • 2 Wacholderbeeren • 175 ml Gemüsebrühe • Kreuzkümmel • gemahlener Koriander • Salz • Pfeffer

● Schalotten schälen und grob würfeln, Ingwer schälen und fein würfeln. Öl in einem Topf erhitzen, Zwiebeln darin glasig dünsten.

● Linsen, Ingwer, Tomatenmark, Lorbeerblatt, Wacholderbeeren zugeben. Mit der Gemüsebrühe auffüllen, bei mittlerer Hitze etwa 15 Min. köcheln lassen.

● Lorbeerblatt und Wacholderbeeren entfernen und die Linsen pürieren. Mit Kreuzkümmel, Koriander, Salz und Pfeffer abschmecken.

Tipp Der Aufstrich kann im Kühlschrank für ca. 3–4 Tage aufbewahrt oder auch gut eingefroren werden.

Nährwerte pro Portion
125 kcal • 6 g E • 4 g F • 14 g KH

Der Klassiker einmal ganz anders
Erbsenguacamole

Für 4 Personen • gut vorzubereiten
⊙ 30 Min.

150 g TK-Erbsen • 1 Knoblauchzehe • 1 Limette • 1 große reife Avocado • 1 Tomate (ca. 80 g) • Salz • Pfeffer

● Erbsen in kochendes Salzwasser geben, aufkochen lassen und bei milder Hitze ca. 3 Min. lang leicht köcheln lassen.

● Knoblauchzehe schälen und grob hacken, Limette auspressen. Erbsen abtropfen lassen und mit dem Knoblauch pürieren.

● Avocado halbieren, Stein entfernen, das Fruchtfleisch mit einem Löffel aus der Schale heben und mit dem Limettensaft zu dem Erbsenpüree geben und pürieren.

● Tomate waschen, halbieren, entkernen, in Würfel schneiden und unter die Creme rühren. Mit Salz und Pfeffer abschmecken.

Nährwerte pro Portion
90 kcal • 3 g E • 5 g F • 7 g KH

Von Sandra L. aus Thüringen
SMS-Aufstrich

Für 4 Personen • gut vorzubereiten
⏲ 15 Min. + mind. 2 Std. Ruhezeit

¼ Packung getrocknete Tomaten in Öl (= 40 g Abtropf-gewicht) • 2 kleine Knoblauchzehen • ¼ Bund Basilikum • 1 Packung Frischkäse, fettreduziert • 2 EL geriebener Parmesan • 1–2 EL Olivenöl

● Tomaten abtropfen lassen und in kleine Würfel schneiden. Knoblauch schälen und durch die Knob-lauchpresse drücken. Basilikum waschen und trocken tupfen, in feine Streifen schneiden.

● Alle Zutaten gemeinsam in eine Schüssel geben und pürieren.

● Den Aufstrich 2 Std. im Kühlschrank ziehen lassen und genießen.

Tipp Schmeckt auch wunderbar als Gemüsedip.

Nährwerte pro Portion
140 kcal • 5 g E • 13 g F • 3 g KH

Von Sandra L. aus Thüringen
Feta-Aufstrich

Für 4 Personen • gut vorzubereiten
⏲ 15 Min. + 3 Std. Ruhezeit

200 g Feta • 2 Knoblauchzehen • 3 EL Olivenöl • 50 g Ajvar • Salz • Pfeffer

● Feta in kleine Würfel schneiden. Knoblauch schälen und durch die Knoblauchpresse drücken.

● Feta mit Knoblauch, Olivenöl und Ajvar verrühren bzw. pürieren. Mit Salz und Pfeffer abschmecken.

● Den Aufstrich drei Stunden im Kühlschrank ziehen lassen und genießen.

Tipp Schmeckt auch wunderbar als Gemüsedip.

Nährwerte pro Portion
220 kcal • 8 g E • 20 g F • 2 g KH

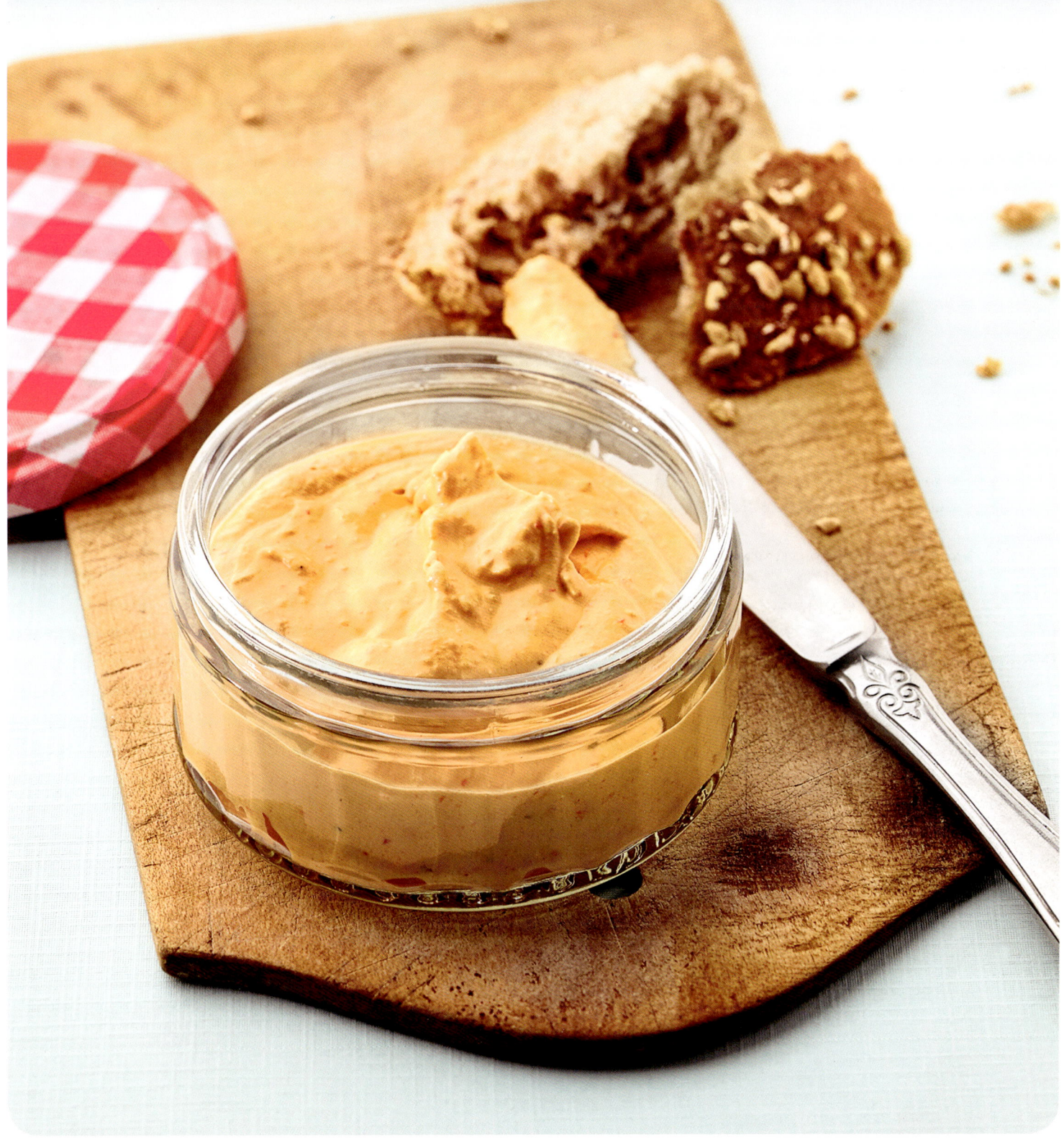

Ein mediterraner Gruß

Basilikum-aufstrich

Für 4 Personen • gelingt leicht
⊘ 15 Min.

2 Knoblauchzehen • ½ Bund Basilikum • 100 g Feta • 2 EL Olivenöl • 100 g Joghurt 3,5 % • 2 TL Zitronensaft • Salz • Pfeffer

● Knoblauchzehen schälen und grob hacken. Basilikum waschen, trocken tupfen und die Blättchen abzupfen.

● Feta zerbröckeln und mit Knoblauch, Basilikum und Olivenöl pürieren. Joghurt unterrühren und mit Zitronensaft, Salz und Pfeffer würzen.

Tipp Kann abgefüllt in einem Glas 2–3 Tage im Kühlschrank aufbewahrt werden.

Nährwerte pro Portion
140 kcal • 5 g E • 12 g F • 2 g KH

Eine tolle Kombination

Rucola-Haselnuss-Pesto

Für 4 Personen • gut vorzubereiten
⊘ 30 Min.

100 g Haselnüsse • 75 g Rucola • 1 Knoblauchzehe • 50 Parmesan • 100 ml Olivenöl • Salz • Pfeffer

● Haselnüsse hacken und ohne Fett in einer Pfanne leicht anrösten, abkühlen lassen.

● Rucola waschen und trocken tupfen. Knoblauchzehe schälen und grob hacken. Parmesan fein reiben.

● Rucola, Haselnüsse, Knoblauch, Parmesan und etwa die Hälfte des Olivenöls in ein Gefäß geben und pürieren. Das restliche Öl langsam zugeben, sodass eine weiche Masse entsteht. Mit Salz und Pfeffer abschmecken.

Tipp Pesto in ein Glas mit Schraubverschluss füllen und mit einer Schicht Olivenöl bedecken. Kann gut im Kühlschrank aufbewahrt werden.

Nährwerte pro Portion
445 kcal • 8 g E • 45 g F • 2 g KH

Eine erfrischende Variante

Zitronen-Petersilien-Pesto

Für 4 Personen • gut vorzubereiten
⊘ 30 Min.

1 unbehandelte Zitrone • 1 Knoblauchzehe • 1 Bund Petersilie • 3 Stängel Minze • 60 g Parmesan • 20 g Pinienkerne • 80 ml Olivenöl • 3–4 EL Zitronensaft • Salz • Pfeffer

● Zitrone heiß waschen, abtrocknen und Schale fein reiben. Zitrone auspressen. Knoblauchzehe schälen und grob hacken.

● Petersilie und Minze waschen, trocken tupfen und grob hacken. Parmesan fein reiben. Pinienkerne in einer Pfanne ohne Fett leicht rösten, abkühlen lassen.

● Zitronenschale, Knoblauch, Petersilie, Minze, Parmesan, Pinienkerne und Olivenöl zusammen pürieren. Mit Zitronensaft, Salz und Pfeffer abschmecken.

Tipp Pesto in ein Glas mit Schraubverschluss füllen und mit einer Schicht Olivenöl bedecken. Kann gut im Kühlschrank aufbewahrt werden.

Nährwerte pro Portion
285 kcal • 6 g E • 27 g F • 2 g KH

Lecker mit Gurke und Kresse
Aufstrich mit Ei

Für 4 Personen • gut vorzubereiten
⊘ 30 Min.

2 Eier • 120 g Salatgurke • 1 Schäl-
chen Gartenkresse • 100 g Quark
• 50 g Schmand • 1 TL Senf • 1–2 TL
Zitronensaft • Salz • Pfeffer

● Eier in kochendem Wasser in ca.
8–10 Min. hart kochen, abschrecken und abkühlen lassen.

● Gurke schälen, längs halbieren,
Kerne entfernen und die Gurken-
hälften sehr fein würfeln. Kresse
mit der Küchenschere vom Beet
schneiden, waschen und trocken
tupfen.

● Eier schälen, halbieren und
das Eigelb herauslösen. Eiweiß in
kleine Würfel schneiden, das Eigelb
mit Quark, Schmand und Senf
verrühren.

● Eiweiß- und Gurkenwürfel und
Kresse unter die Quarkmasse
rühren. Mit Zitronensaft, Salz und
Pfeffer abschmecken.

Tipp Schmeckt nicht nur auf dem
Brot, sondern auch zu Pellkartoffeln.

Nährwerte pro Portion
105 kcal • 8 g E • 7 g F • 2 g KH

Es muss nicht immer Wurst sein
Forellencreme

Für 2 Personen • gelingt leicht
⊘ 15 Min.

4 Cocktailtomaten • 1 geräuchertes
Forellenfilet • 2 TL Zitronensaft •
2 TL Schmand • Salz • Pfeffer • 2–3
Stängel Petersilie

● Tomaten waschen und klein
schneiden.

● Forellenfilet mit Zitronensaft,
Schmand und Tomaten pürieren,
mit Salz und Pfeffer abschmecken.

● Petersilie waschen, trocken
tupfen, fein hacken und unter die
Forellencreme rühren.

Nährwerte pro Portion
70 kcal • 8 g E • 3 g F • 2 g KH

Kann vielfältig verfeinert werden
Thunfischcreme

Für 4 Personen • gelingt leicht
⊘ 10 Min.

150 g Thunfisch (naturell, aus der
Dose) • 100 g Frischkäse, fettreduziert • Salz • Pfeffer

● Thunfisch abtropfen lassen und
mit Frischkäse pürieren.

● Mit Salz und Pfeffer würzen.

Tipp So zubereitet kann die
Thunfischcreme wunderbar zum
Verfeinern von Suppen in der
Flüssigphase verwendet werden.
Ansonsten können Sie die Creme
mit Limettensaft, Kapern, Knob-
lauch oder Cornichons variieren.

Nährwerte pro Portion
80 kcal • 10 g E • 4 g F • 1 g KH

MUFFINS UND ANDERE KLEINIGKEITEN

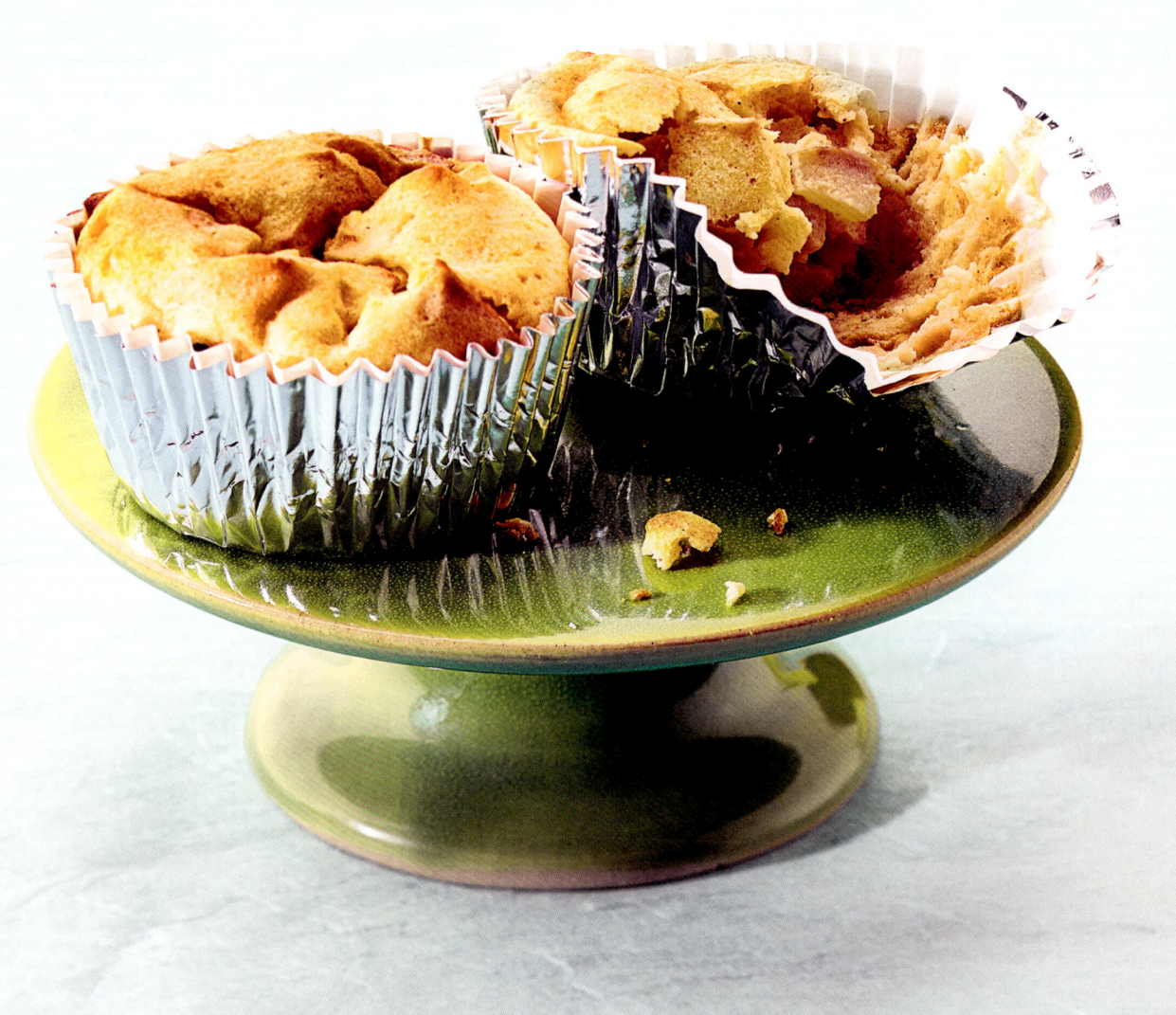

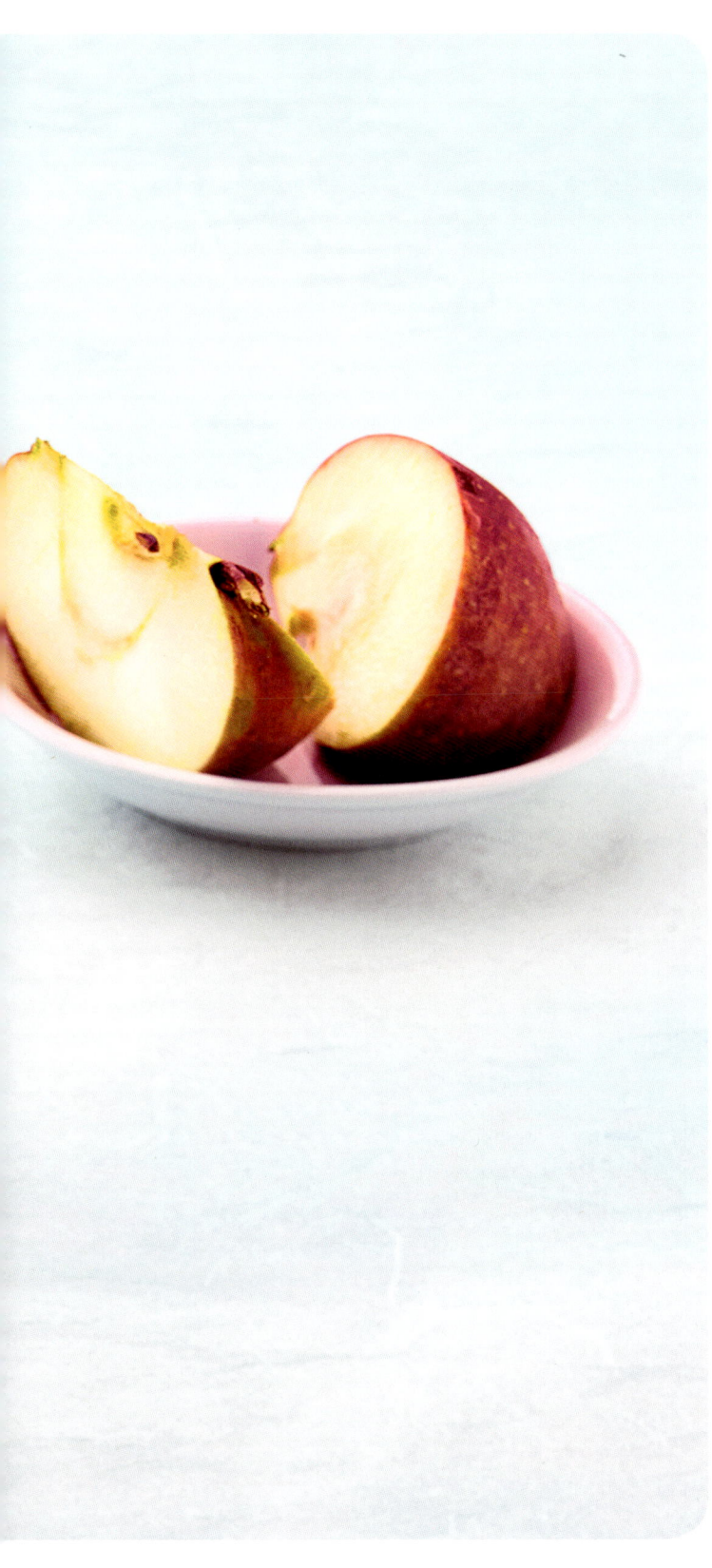

Wie wäre es mit einem Muffin? Es gibt sie in süßer Variante mit Apfel, Himbeere oder Heidelbeere. Oder mögen Sie es lieber herzhaft? Dann probieren Sie doch einmal leckere vegetarische Muffins oder welche mit Speck oder Lachs. Muffins sind wunderbar, da sie die ideale Portionsgröße haben und Ihnen gleichzeitig auch Eiweiß liefern. Zudem lassen sie sich gut vorbereiten und schmecken der ganzen Familie.

Kennen Sie das »Null-Kalorien-Eis«? Das gibt es tatsächlich und Sie werden staunen, wie einfach es sich zubereiten lässt und wie gut es schmeckt. Sollte es Ihnen doch etwas zu wenig sein, so probieren Sie einmal Ihren Proteinshake in einer anderen Variante. Wenn es ganz schnell gehen muss, können Sie ein Quarkeis mit Früchten genießen.

Auch für die nächste Party sind Sie gewappnet. Hier können Sie Ihre Gäste mit den etwas anderen Chips aus Parmesan oder Handkäse überraschen und haben gleichzeitig eine gute Eiweißquelle.

◁◁ Quarkmuffins mit Apfel (Seite 124)

Ein leichter und lockerer Genuss
Quarkmuffins mit Apfel

Für 12 Stück • gelingt leicht
⊙ ca. 30 Min. + 45 Min. Backzeit

2 Eier • 80 g Zucker • 1 Msp. gemahlene Vanille (aus der Mühle) • 500 g Magerquark • 40 g Speisestärke • 30 g Hartweizengrieß • 2 kleine Äpfel (z. B. Boskop) • 1 EL Zitronensaft • ¼ TL Zimt

● Backofen auf 175 Grad (Umluft 160 Grad) vorheizen, eine 12er-Muffinform ausbuttern oder mit Silikonförmchen bestücken.

● Eier trennen, Eigelb mit Zucker und gemahlener Vanille schaumig rühren. Quark zugeben und verrühren. Speisestärke und Grieß ebenfalls unterrühren.

● Eiweiß steif schlagen und unterheben.

● Äpfel schälen, vierteln, Kerngehäuse entfernen und in kleine Stücke schneiden, mit Zitronensaft beträufeln und mit Zimt bestreuen. Apfelstückchen unter die Quarkmasse heben.

● Die Masse gleichmäßig auf die Muffinförmchen verteilen und auf der mittleren Schiene 45 Min. backen.

Tipp Schmecken lauwarm besonders gut.

Nährwerte pro Stück
110 kcal • 7 g E • 1 g F • 16 g KH

Eine besondere Begegnung – Himbeere trifft Vanille
Quarkmuffins mit Himbeere

Für 12 Stück • gut vorzubereiten
⊙ 25 Min. + 45 Min. Backzeit

2 Eier • 80 g Zucker • 1 Msp. gemahlene Vanille (aus der Mühle) • 500 g Magerquark • 40 g Speisestärke • 30 g Hartweizengrieß • 250 g Himbeeren

● Backofen auf 175 Grad (Umluft 160 Grad) vorheizen, eine 12er-Muffinform ausbuttern oder mit Silikonförmchen bestücken.

● Eier trennen, Eigelb mit Zucker und gemahlener Vanille schaumig rühren. Quark zugeben und verrühren. Speisestärke und Grieß ebenfalls unterrühren.

● Eiweiß steif schlagen und unterheben.

● Himbeeren unter die Quarkmasse heben. Die Masse gleichmäßig auf die Muffinförmchen verteilen und auf der mittleren Schiene 45 Min. backen.

Tipp Anstatt Himbeeren können Sie auch gut Aprikosen, Erdbeeren oder Rhabarber verwenden.

Nährwerte pro Stück
100 kcal • 8 g E • 1 g F • 14 g KH

Leckere, saftige Muffins, die allen schmecken

Heidelbeermuffins

Für 12 Stück • gelingt leicht
⊙ 25 Min. + 35 Min. Backzeit

80 g Butter • 60 g Zucker • 1 Pck. Vanillinzucker • 1 Ei
• 350 g Magerquark • 50 ml Milch (1,5 % Fett) • 250 g
Vollkornmehl • 2 gestr. TL Backpulver • 200 g abgetropfte
Heidelbeeren

● Backofen auf 180 Grad (Umluft 160 Grad) vorheizen,
eine 12er-Muffinform ausbuttern oder mit Silikonförmchen bestücken.

● Butter, Zucker, Vanillinzucker schaumig rühren, Ei
dazugeben und weiterrühren. Quark mit Milch vermischen, zur Buttermasse dazugeben und unterrühren.

● Mehl mit Backpulver vermischen, löffelweise unterrühren. Heidelbeeren unterheben.

● Die Masse auf die Muffinförmchen verteilen und auf
der mittleren Schiene 35 Min. backen.

Tipp Bei tiefgefrorenen Heidelbeeren die Auftauzeit
beachten.

Nährwerte pro Stück
180 kcal • 7 g E • 7 g F • 20 g KH

Mit Speck fängt man nicht nur Mäuse

Speck-Käse-Muffins

Für 12 Stück • gut vorzubereiten
⊙ 20 Min. + 20 Min. Backzeit

75 g Butter • ¼ Bund Frühlingszwiebeln • 125 ml Milch
(1,5 % Fett) • 2 Eier • 250 g Vollkornmehl • 2 gestr. TL Backpulver • ½ TL Salz • Pfeffer • 150 g magere Speckwürfel •
100 g geriebener Emmentaler (45 % F. i. Tr.)

● Den Backofen auf 200 Grad (Umluft 180 Grad) vorheizen, eine 12er-Muffinform ausbuttern oder mit Silikonförmchen besetzen.

● Butter zerlassen, Frühlingszwiebeln waschen und in
kleine Ringe schneiden. Milch, Eier und die zerlassene
Butter mit einem Schneebesen verrühren.

● Vollkornmehl mit Backpulver, Salz und Pfeffer vermischen. Die flüssigen Zutaten in die Mehlmischung geben
und vorsichtig vermischen. Speckwürfel, Frühlingszwiebeln und den geriebenen Emmentaler unterheben.

● Teig gleichmäßig in die Muffinförmchen verteilen und
auf der mittleren Schiene 20 Min. backen. Als Garprobe
ein Holzstäbchen in ein Muffin stechen. Am Holzstäbchen darf kein Teig mehr kleben. Muffins auskühlen
lassen.

Tipp Schmecken lauwarm am besten.

Nährwerte pro Stück
180 kcal • 10 g E • 10 g F • 14 g KH

Herzhaft, vegetarisch und mediterran
Zucchinimuffins

Für 12 Stück • gelingt leicht
⊘ 30 Min. + 20 Min. Backzeit

150 g Zucchini • 50 g Parmesan • 30 g Pinienkerne • 4 Stängel Basilikum • 200 ml Milch (1,5 % Fett) • 2 Eier • 60 g Butter • 280 g Vollkornmehl • 3 TL Backpulver • ½ TL Salz • Pfeffer • 250 g Ricotta

● Den Backofen auf 190 Grad (Umluft 170 Grad) vorheizen, eine 12er-Muffinform ausbuttern oder mit Silikonförmchen besetzen.

● Zucchini waschen und raspeln, Parmesan reiben, Pinienkerne ohne Fett rösten. Basilikum waschen, trocken tupfen und fein hacken.

● Butter zerlassen. Mit einem Schneebesen Milch, Eier und Butter miteinander verrühren. Mehl mit Backpulver und Salz vermischen. Buttermasse in die Mehlmischung geben und vorsichtig unterheben, bis sich die beiden Mischungen gerade eben so verbunden haben.

● Ricotta, Parmesan, Pinienkerne, Zucchini und Basilikum unterheben. Mit Pfeffer abschmecken.

● Teig in die Muffinförmchen verteilen und auf der mittleren Schiene 20 Min. backen. Als Garprobe ein Holzstäbchen in ein Muffin stechen. Am Holzstäbchen darf kein Teig mehr kleben. Muffins auskühlen lassen.

Tipp Schmecken lauwarm am besten.

Nährwerte pro Stück
205 kcal • 8 g E • 11 g F • 17 g KH

Lachs und Spinat schmecken auch als Muffin toll
Lachsmuffins mit Spinat

Für 12 Stück • gut vorzubereiten
⊘ 30 Min. + 25 Min. Backzeit

125 g tiefgekühlter Blattspinat • 1 Knoblauchzehe • 125 g Lachsfilet • 75 g Garnelen • Muskatnuss, gerieben • Pfeffer • Thymian • 80 g Butter • 2 Eier • 250 ml Buttermilch • 250 g Vollkornmehl • 1 Pck. Backpulver • 1 TL Salz

● Den Backofen auf 200 Grad (Umluft 180 Grad) vorheizen, eine 12er-Muffinform ausbuttern oder mit Silikonförmchen besetzen.

● Spinat auftauen, ausdrücken und grob hacken. Knoblauch schälen und fein hacken. Lachs auftauen und in ca. 1 cm große Würfel schneiden, Garnelen würfeln. Spinat mit Knoblauch, Muskat, Pfeffer und Thymian abschmecken.

● Butter zerlassen, mit Eiern und Buttermilch verrühren, Spinat zugeben. Mehl, Backpulver und Salz vermischen und unter die Spinatmasse rühren, Lachs- und Garnelenwürfel unterheben.

● Teig gleichmäßig in die Muffinförmchen verteilen und auf der mittleren Schiene 25 Min. backen.

Tipp Auftauzeit bei Spinat und Lachs beachten.

Nährwerte pro Stück
170 kcal • 8 g E • 8 g F • 14 g KH

❯ Lachsmuffins mit Spinat

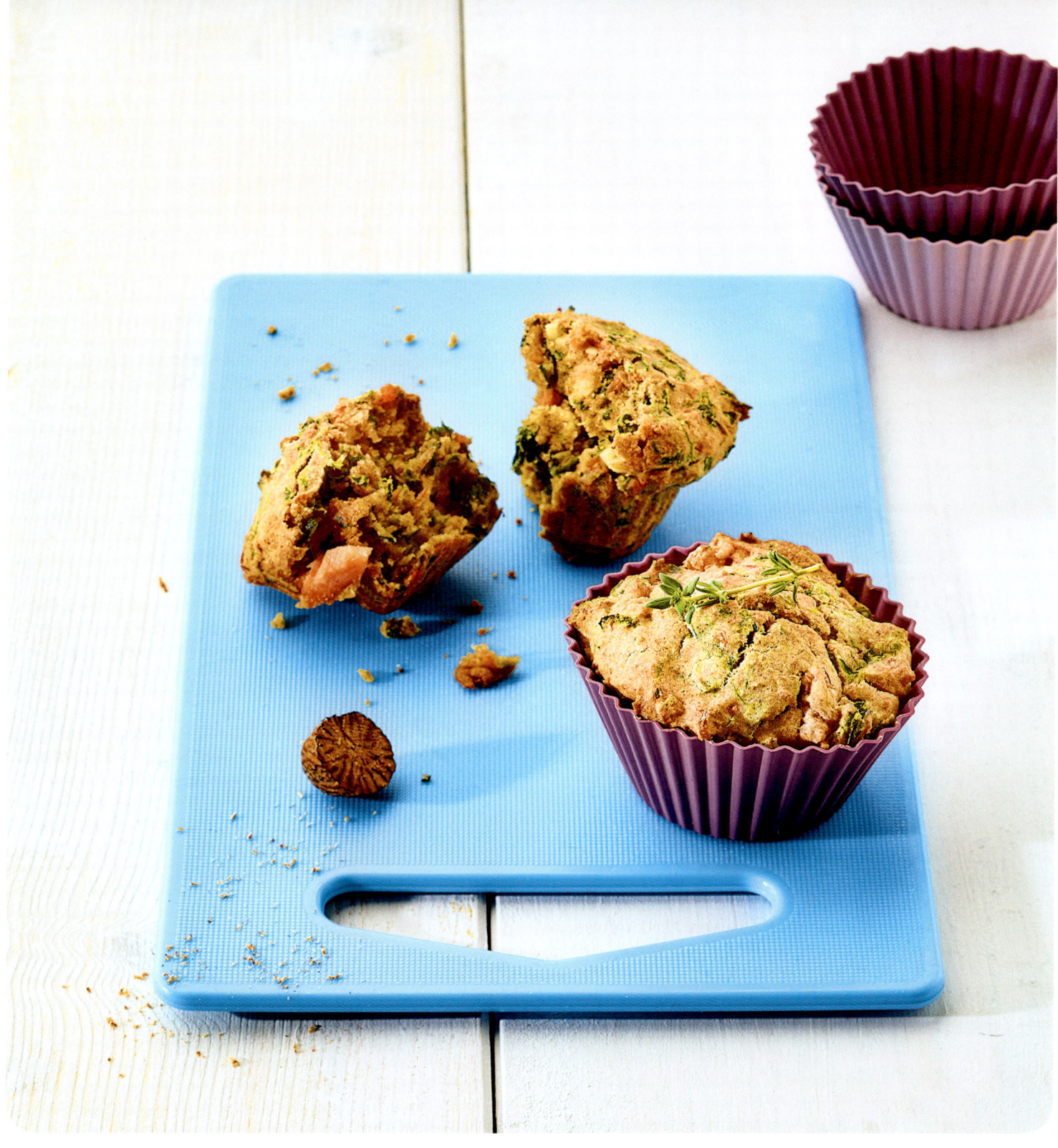

Locker und saftig – einfach gut

Hackfleischmuffins

Für 12 Stück • gut vorzubereiten
⏱ 20 Min. + 30 Min. Backzeit

1 altes Brötchen • 2 Schalotten • 1 Knoblauchzehe • 2 Stängel Petersilie • ½ grüne Paprika • ½ rote Paprika • 400 g Hackfleisch • 2 Eier • 75 g geriebener Käse • 1 TL Senf • Salz • Pfeffer

● Backofen auf 200 Grad (Umluft 180 Grad) vorheizen, eine 12er-Muffinform ausbuttern oder mit Silikonförmchen besetzen. Brötchen in Wasser einweichen.

● Schalotten und Knoblauchzehe schälen und fein hacken. Petersilie waschen, trocken tupfen und fein hacken. Paprika waschen, Samen und weiße Häutchen entfernen, fein würfeln.

● Hackfleisch, Schalotten, Knoblauch, Petersilie und Paprikawürfel in eine Schüssel geben. Eier, Käse und Senf hinzufügen.

● Die Zutaten gut durchkneten und mit Salz und Pfeffer würzen. Masse gleichmäßig auf die Muffinförmchen verteilen und auf mittlerer Schiene 30–35 Min. backen.

Nährwerte pro Stück
130 kcal • 10 g E • 8 g F • 3 g KH

Schmeckt warm und kalt

Käsegebäck

Für 10 Portionen • gut vorzubereiten
⏱ 20 Min. + 60 Min. Kühlzeit + ca. 30 Min. Backzeit

125 g Vollkornmehl • 125 g Mehl • 125 g Butter • 125 g geriebener Käse • 1 Ei • 4 EL Schmand • ½ TL Salz • 1 Msp. Backpulver • 1 Msp. Paprikapulver, edelsüß

Zum Bestreichen:
1 Eigelb • 1 EL Sahne

● Mehl auf die Arbeitsfläche geben und in die Mitte eine Mulde drücken. Die restlichen Zutaten hineingeben und zu einem glatten Teig kneten.

● Den Teig in Folie packen und 1 Std. im Kühlschrank ruhen lassen. Den Backofen auf 190 Grad vorheizen. Ein Backblech mit Papier auslegen.

● Den Teig ca. ½ cm dick ausrollen, Kekse entweder ausstechen oder den Teig in Rauten schneiden. Kekse auf das Backblech legen.

● Eigelb mit Sahne verrühren und die Kekse damit bestreichen. Mit Sesam, Salz oder Paprikapulver bestreuen. Kekse in ca. 30 Min. goldgelb backen.

Nährwerte pro Portion (ca. 45 g)
255 kcal • 8 g E • 17 g F • 17 g KH

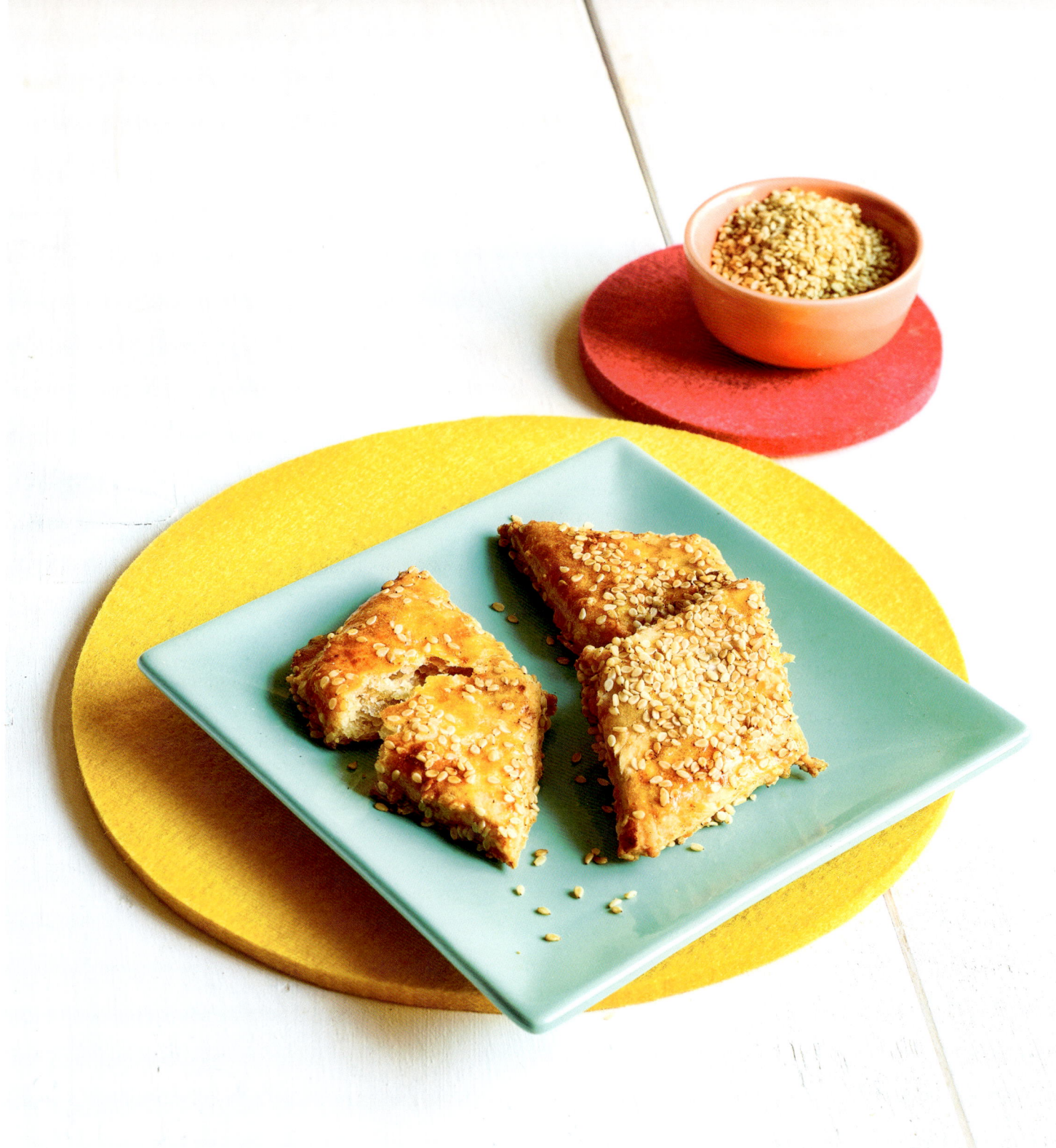

Ein etwas anderer Knabberspaß

Parmesanchips

Für 30 Stück • geht schnell
⏱ ca. 20 Min.

150 g geriebener Parmesan

● Backofen auf 200 Grad vorheizen (Umluft 180 Grad), Backblech mit Backpapier auslegen.

● Aus je 1 EL Parmesan einen Kreis auf das Backblech setzen, bis das Blech voll bzw. der Parmesan aufgebraucht ist.

● Für ca. 8 Min. im Backofen bräunen. Blech aus dem Ofen nehmen, Chips etwas abkühlen lassen und vorsichtig vom Blech nehmen.

Tipp Teilen Sie die Parmesanmenge und geben Sie in die eine Hälfte 2 TL getrockneten Rosmarin. Ergibt einen tollen Geschmack. Die Chips schmecken nicht nur zwischendurch, sondern auch als Beilage zum Salat.

Nährwerte für 3 Stück
60 kcal • 5 g E • 5 g F • 0 g KH

Schmecken würzig-lecker

Handkäse-Chips

Für 10 Portionen • geht schnell
⏱ ca. 20 Min.

200 g Handkäse

● Backofen auf 200 Grad vorheizen (Umluft 180 Grad), Backblech mit Backpapier auslegen.

● Handkäse in feine Streifen schneiden und auf dem Backblech auslegen.

● Für ca. 10–15 Min. backen, bis der Käse schön gebräunt ist. Aus dem Ofen nehmen, Chips etwas abkühlen lassen und zerkleinern.

Tipp Kurz vor Ende der Backzeit Chips mit Paprikapulver oder Rosmarin bestreuen.

Nährwerte pro Portion (ca. 20 g)
25 kcal • 6 g E • 0 g F • 0 g KH

Ein leckerer Snack aus dem Backofen

Geröstete Kichererbsen

Für 4 Personen • gut vorzubereiten
⏱ ca. 12 Std. Einweichzeit + ca. 1½ Std. Kochzeit + Zubereitungszeit 10 Min. + Backzeit 30 Min.

150 g getr. Kichererbsen • 1 EL Rapsöl • 1 TL Meersalz • Gewürze nach Geschmack

● Kichererbsen über Nacht in reichlich Wasser einweichen und in frischem Wasser etwa 1½ Std. bei leichter Hitze garen.

● Den Backofen auf 190 Grad vorheizen. Ein Blech mit Backpapier belegen. Kichererbsen abgießen, abspülen, gut abtropfen lassen und trocken tupfen. Die trockenen Kichererbsen in einer Schüssel mit dem Öl vermischen, gut auf dem Backblech verteilen und etwa 30–45 Min. rösten. Dabei alle 10 Min. wenden bzw. rütteln, damit sie gleichmäßig gebräunt werden. Erst aus dem Backofen nehmen, wenn sie knusprig sind.

● Die Kichererbsen in eine Schüssel geben und mit Salz, Paprika- und Chilipulver oder anderen Gewürzen vermischen.

Nährwerte pro Portion
100 kcal • 5 g E • 3 g F • 11 g KH

Knusprig und kross aus dem
Backofen

Gemüsechips

Für 8 Portionen • braucht etwas
mehr Zeit
⊘ 15 Min. + 20–45 Min. Backzeit je
nach Dicke der Chips

1 mittelgroße Zucchini (ca. 250 g)
• 3 große Kartoffeln (ca. 500 g)
• 50 ml Rapsöl • Salz • Paprikapulver

● Zucchini waschen und Kartoffeln
schälen. Beides in dünne Scheiben
schneiden.

● Öl mit Salz vermischen, das
Gemüse dazugeben und gut vermischen, etwa 15 Min. ziehen lassen.
Backofen auf 170 Grad Umluft
vorheizen. Backblech mit Backpapier belegen.

● Die Gemüsescheiben mit
Küchenkrepp abtupfen, mit Salz
oder Paprikapulver bestreuen und
nebeneinander auf zwei Backble-
che legen.

● Während der Backzeit öfters den
Backofen öffnen, um die Feuchtig-
keit entweichen zu lassen.

Tipp Karotten und Rote Bete sind
ebenfalls gut geeignet.

Nährwerte pro Portion (ca. 20 g)
80 kcal • 2 g E • 3 g F • 11 g KH

Toll zum Knabbern

Salzmandeln

Für 4 Personen • gelingt leicht
⊘ 10 Min. + 25 Min. Backzeit

200 g Mandeln • 1 Eiweiß • 1 TL Salz

● Backofen auf 170 Grad (Umluft
150 Grad) vorheizen. Ungeschälte
Mandeln auf einem Backblech
verteilen und auf mittlerer Schiene
etwa 20 Min. rösten.

● Eiweiß leicht schlagen, Salz
hinzugeben. Mandeln aus dem
Ofen nehmen und zu der Ei-
weiß-Salz-Mischung geben und
vermischen.

● Mandeln zurück auf das Backblech verteilen und darauf achten,
dass sie sich nicht berühren. Nochmals für 5 Min. rösten.

Nährwerte pro Portion
310 kcal • 13 g E • 26 g F • 3 g KH

Proteinshake einmal anders

Eis am Stiel – 1

Für 2 Stück • gelingt leicht
⊘ ca. 5 Min. + mind. 4 Std. Gefrierzeit, besser über Nacht einfrieren

100 ml Milch • 10 g Proteinpulver
(mind. 80 % Protein, z. B. Himbeere)

● Milch mit dem Proteinpulver
verrühren und in zwei Eis-am-
Stiel-Formen (à 50 ml) füllen und
einfrieren.

Tipp Sie können Proteinpulver mit
verschiedensten Geschmacksrichtungen dazu verwenden – was
Ihnen am besten schmeckt.

Nährwerte pro Stück
50 kcal • 6 g E • 2 g F • 3 g KH

Das Eis ohne Kalorien!

Eis am Stiel – 2

Für 2 Stück • gelingt leicht
◷ ca. 5 Min. + mind. 4 Std. Gefrierzeit, besser über Nacht einfrieren

100 ml Wasser • 3–4 TL zuckerfreien Sirup (z. B. Orange) oder zuckerfreies Getränkepulver

● Wasser mit zuckerfreiem Sirup verrühren und in zwei Eis-am-Stiel-Formen (à 50 ml) füllen und einfrieren.

Tipp Sie können verschiedenste Geschmacksrichtungen dazu verwenden – was Ihnen am besten schmeckt.

Nährwerte pro Stück
0 kcal • 0 g E • 0 g F • 0 g KH

Von Nore B. aus Mainz

Erdbeereis

Für 2 Personen • geht schnell
◷ 10 Min.

125 g Erdbeeren, gefroren • 80 g Magerquark • 40 g Kefir • 1 EL Vanillesirup, zuckerfrei • 1–2 TL Zitronensaft • Süßstoff, flüssig, nach Bedarf

● Alle Zutaten miteinander im Mixer pürieren.

Tipp Anstatt Erdbeeren können Sie auch wunderbar gefrorene Heidelbeeren oder gefrorene Weintrauben verwenden.

Nährwerte pro Portion
70 kcal • 7 g E • 1 g F • 6 g KH

Von Rebecca R. aus dem Saarland

Waffeln mit Mandeln

Für 6 Stück • gelingt leicht
◷ 15 Min. + 20 Min. Ausbackzeit

50 g gemahlene Mandeln • 50 g Proteinpulver (Vanillegeschmack, mind. 80 % Protein) • 1 TL Backpulver • 1 Pr. Salz • 100 g weiche Butter • 1 Pck. Vanillinzucker • 3 Eier • 150 ml Vollmilch (3,5 % Fett) • Butter oder Öl für das Waffeleisen

● Mandeln, Proteinpulver, Backpulver und Salz vermischen.

● Butter mit Vanillinzucker schaumig rühren, die Eier einzeln unterrühren. Unter Rühren abwechselnd die Mandelmischung und Milch zugeben. Der Teig sollte reißend vom Löffel fallen.

● Das Waffeleisen vorheizen und mit Fett bestreichen. Je 2 EL Teig auf das Waffeleisen geben und sechs goldgelbe Waffeln backen.

Das passt dazu heiße Kirschen, Kompott oder frisches Obst (je 1 EL)

Nährwerte pro Waffel
270 kcal • 13 g E • 22 g F • 4 g KH

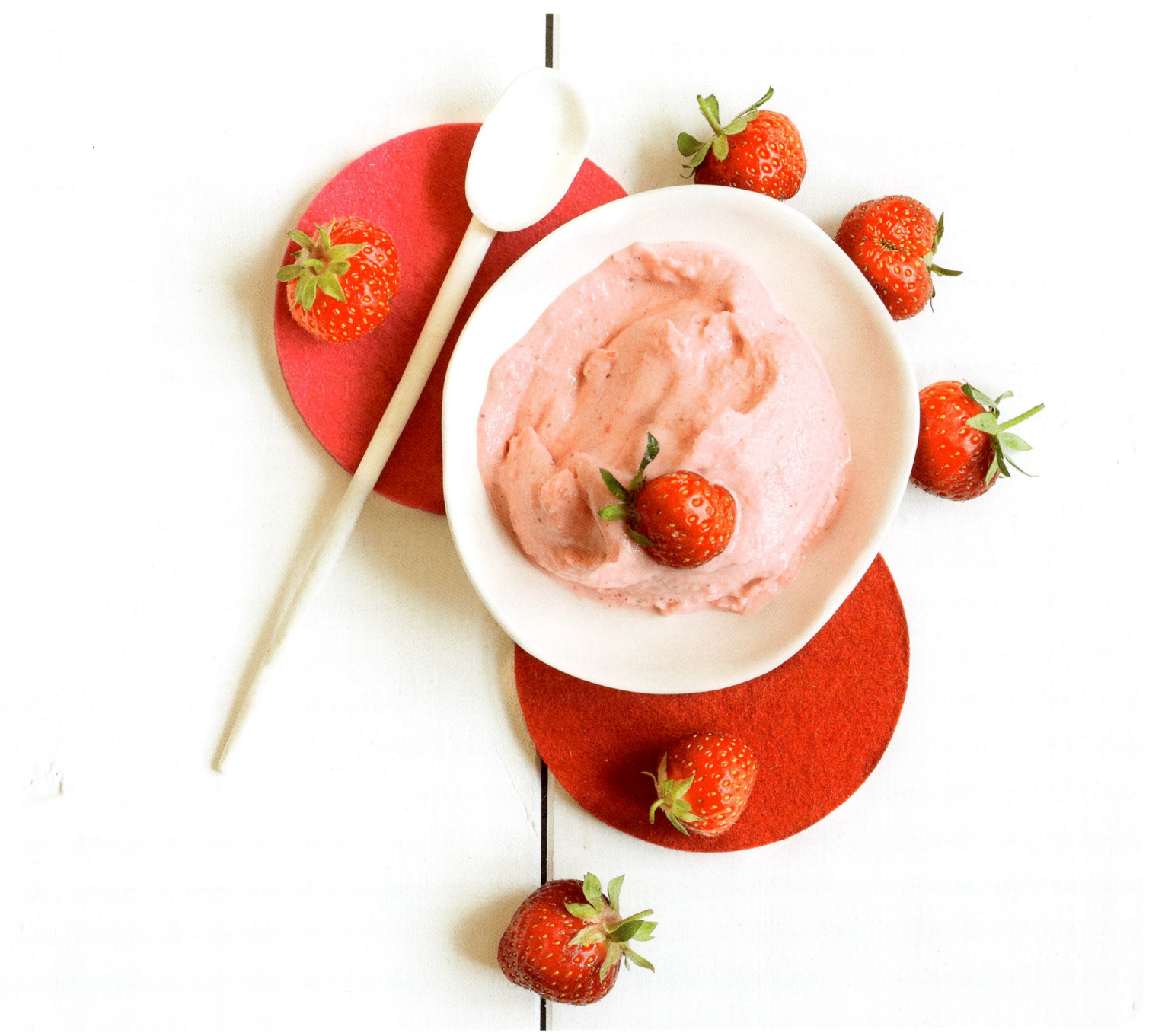

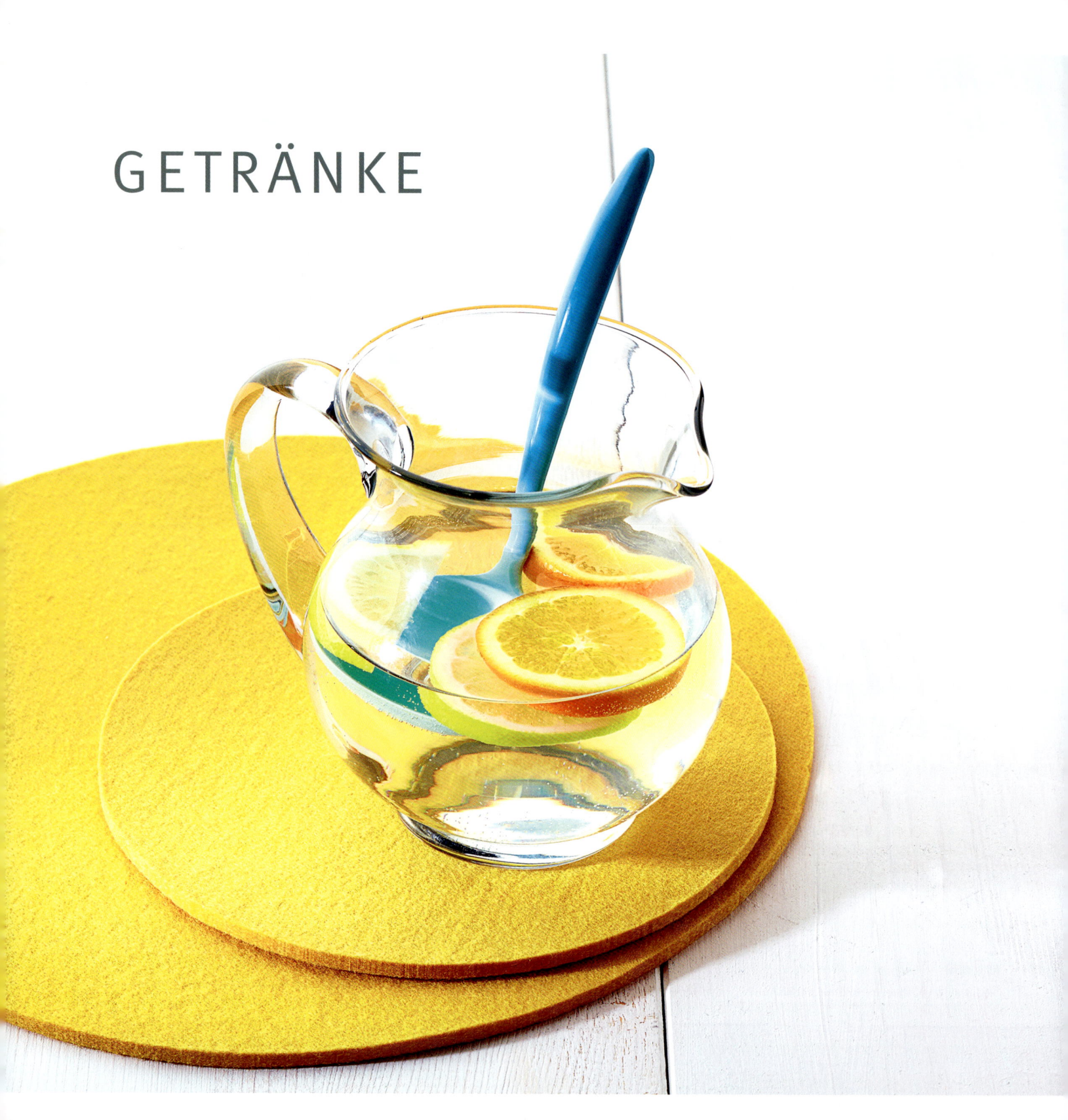

GETRÄNKE

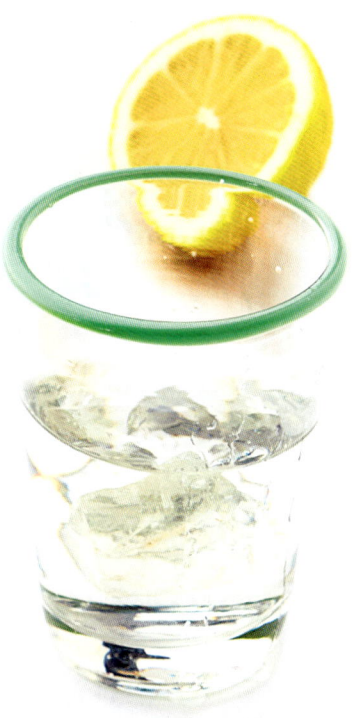

Wasser mit einem fruchtigen Geschmack

Orangenwasser

Für 1 Liter • gelingt leicht
🕐 10 Min. + 3–4 Std. Ruhezeit

1 l Wasser • 1½ Scheibe Bio-Zitrone • 1½ Scheiben Bio-Orange

● Zitrone und Orange gut waschen, jeweils 1½ Scheiben in 1 l Wasser geben.

● Etwa 3–4 Std. ziehen lassen, Zitronen- und Orangenscheiben entfernen.

Nährwerte pro Portion
200 ml 3 kcal • 0 g E • 0 g F • 0 • 3 g KH

Tipp Lassen Sie die Zitronen- und Orangenscheiben nicht zu lange im Wasser ziehen, es könnte sonst bitter schmecken.

Schmeckt herrlich fruchtig

Früchtetee mit Erdbeeren

Für 1 l Tee • gelingt leicht
⊘ 10 Min.

1 l Früchtetee • 100 g Erdbeeren •
Eiswürfel (bei Bedarf)

- 1 l Früchtetee kochen und etwas abkühlen lassen.

- Erdbeeren waschen, vierteln und zu dem Tee geben.

- Bei Bedarf noch kühl stellen.

Tipp Mit Eiswürfeln serviert schmeckt der Tee besonders erfrischend. Anstatt Erdbeeren können Sie auch gut Himbeeren oder Johannisbeeren verwenden.

Nährwerte pro 200 ml
8 kcal • 0 g E • 0 g F • 2 g KH

Eine erfrischende Kombination

Grapefruit mit Minze

Für 1 l • gelingt leicht
⊘ 5 Min.

100 ml Grapefruitsaft • 900 ml Mineralwasser • 2–3 Stängel Minze

- Grapefruitsaft in eine Karaffe geben und Mineralwasser dazugeben.

- Minze waschen, trocken tupfen. schütteln und in die Karaffe geben.

Tipp Wenn Ihnen das Getränk zu bitter ist, können Sie Süßstoff zugeben.

Nährwerte pro 200 ml
5 kcal • 0 g E • 0 g F • 1 g KH

Für heiße Sommertage

Eistee

Für 1 l Eistee • geht schnell
⊘ 10 Min. + ggf. Kühlzeit

6 TL loser Schwarztee • 500 ml Wasser • Eiswürfel (jede Menge)

- Schwarztee mit kochendem Wasser übergießen, 3–5 Min. ziehen lassen.

- In eine Kanne mit reichlich Eiswürfeln abgießen und verrühren, bis die Eiswürfel aufgelöst sind.

- Bei Bedarf noch kühl stellen.

Tipp Sie können den Eistee nach Belieben verfeinern, z. B. mit etwas Zitronensaft und Süßstoff. Auch Fruchtspalten aus Pfirsich, Nektarine, Orange oder Zitrone ergeben ein tolles Aroma.

Nährwerte pro 200 ml
2 kcal • 0 g E • 0 g F • < 1 g KH

Der etwas andere Eistee

Grüner Eistee mit Limette

Für 1 l Tee • gut vorzubereiten
⊘ 10 Min. + ca. 60 Min. Kühlzeit

5 cm frischer Ingwer • 2–3 Teebeutel grüner Tee oder die entsprechende Menge losen Tee (soll 1 l ergeben) • 1 Limette • 1 Stängel Minze

● Ingwer schälen und in Scheiben schneiden.

● Ingwer mit grünem Tee in eine Teekanne geben, mit 1 l kochendem Wasser aufgießen, 2–5 Min. ziehen lassen und den Tee dann abgießen.

● Saft einer Limette und Pfefferminze dazugeben und kühl stellen.

Tipp Den Tee können Sie bei Bedarf mit Süßstoff süßen.

Nährwerte pro 200 ml
10 kcal • 0 g E • 0 g F • < 1 g KH

Fruchtig und erfrischend

Hagebuttentee mit Früchten

Für 1 l Tee • gelingt leicht
⊘ 10 Min.

1 l Hagebuttentee • ½ Bio-Orange • ½ Bio-Zitrone • Eiswürfel (bei Bedarf)

● 1 l Hagebuttentee kochen und etwas abkühlen lassen.

● Orange und Zitrone waschen und in Scheiben schneiden. In den Tee geben und ziehen lassen.

● Bei Bedarf noch kühl stellen.

Tipp Auf Eiswürfeln serviert schmeckt der Tee besonders erfrischend.

Nährwerte pro 200 ml
12 kcal • 0 g E • 0 g F • 2 g KH

Schmeckt warm und kalt

Pfefferminztee mit Gurke

Für 1 l Tee • geht schnell
⊘ 10 Min. + ggf. Kühlzeit

1 l Pfefferminztee • 1 Limette • 5 cm Gurke • Süßstoff bei Bedarf

● 1 l Pfefferminztee kochen und kurz ziehen lassen.

● Limette auspressen, Gurke in dünne Scheiben schneiden, beides zu dem Pfefferminztee geben und etwa 10 Min. ziehen lassen.

● Gurken abgießen und den Tee genießen.

● Bei Bedarf noch kühl stellen bzw. mit Süßstoff süßen.

Nährwerte pro 200 ml
16 kcal • 0 g E • 0 g F • 2 g KH

Hervorragend für Schorle geeignet

Rhabarbersaft

Für 800 ml Saft • gelingt leicht
⊘ 30 Min.

1,2 kg Rhabarber

● Rhabarber waschen, putzen und in fingerdicke Stücke schneiden

● Rhabarber in einen Topf geben, etwas Wasser dazugeben, sodass der Topfboden bedeckt ist, und bei leichter Hitze kurz weich kochen. Durch ein Sieb streichen und den Saft auffangen, die Rhabarber-stückchen vollständig auspressen.

● Den Saft nochmals kurz auf-kochen, heiß abfüllen und gut verschließen. Kühl und dunkel aufbewahren.

Tipp Rhabarber nicht schälen! Durch die Schale erhält der Saft die schöne rote Farbe.

Nährwerte pro 100 ml
31 kcal • 1 g E • 0 g F • 2 g KH

Schmeckt nicht nur Autofahrern

Maibowle

Für 3 l Bowle • geht schnell
⊘ 30 Min.

2 Bund Waldmeister • 2 Fl. Weiß-wein, alkoholfrei • 1 Fl. Sekt, alko-holfrei

● Waldmeister waschen und ab-tropfen lassen.

● Eine Flasche gut gekühlten Weißwein in das Bowlegefäß ge-ben. Waldmeister gebündelt in das Gefäß geben, sodass nur die Blätter in den Wein eintauchen. Etwa 20–30 Min. ziehen lassen, dann Waldmeister wieder rausnehmen.

● Die zweite Flasche gekühlten Weißwein und den eisgekühlten Sekt zugießen.

Tipp Wenn Sie die Maibowle süßer mögen, können Sie mit Süßstoff nachsüßen.

Nährwerte pro 100 ml
20 kcal • 0 g E • 0 g F • 3 g KH

Ein Gruß aus Frankfurt

Apfelwein tiefgespritzt

Für 1 Portion • gelingt leicht
⊘ 5 Min.

100 ml Apfelwein, alkoholfrei • 200 ml Mineralwasser, still

● Apfelwein mit Wasser mischen und genießen.

Nährwerte pro Portion
10 kcal • ‹ 1 g E • ‹ 1 g F • 2 5 g KH

◆▸ Rhabarbersaft

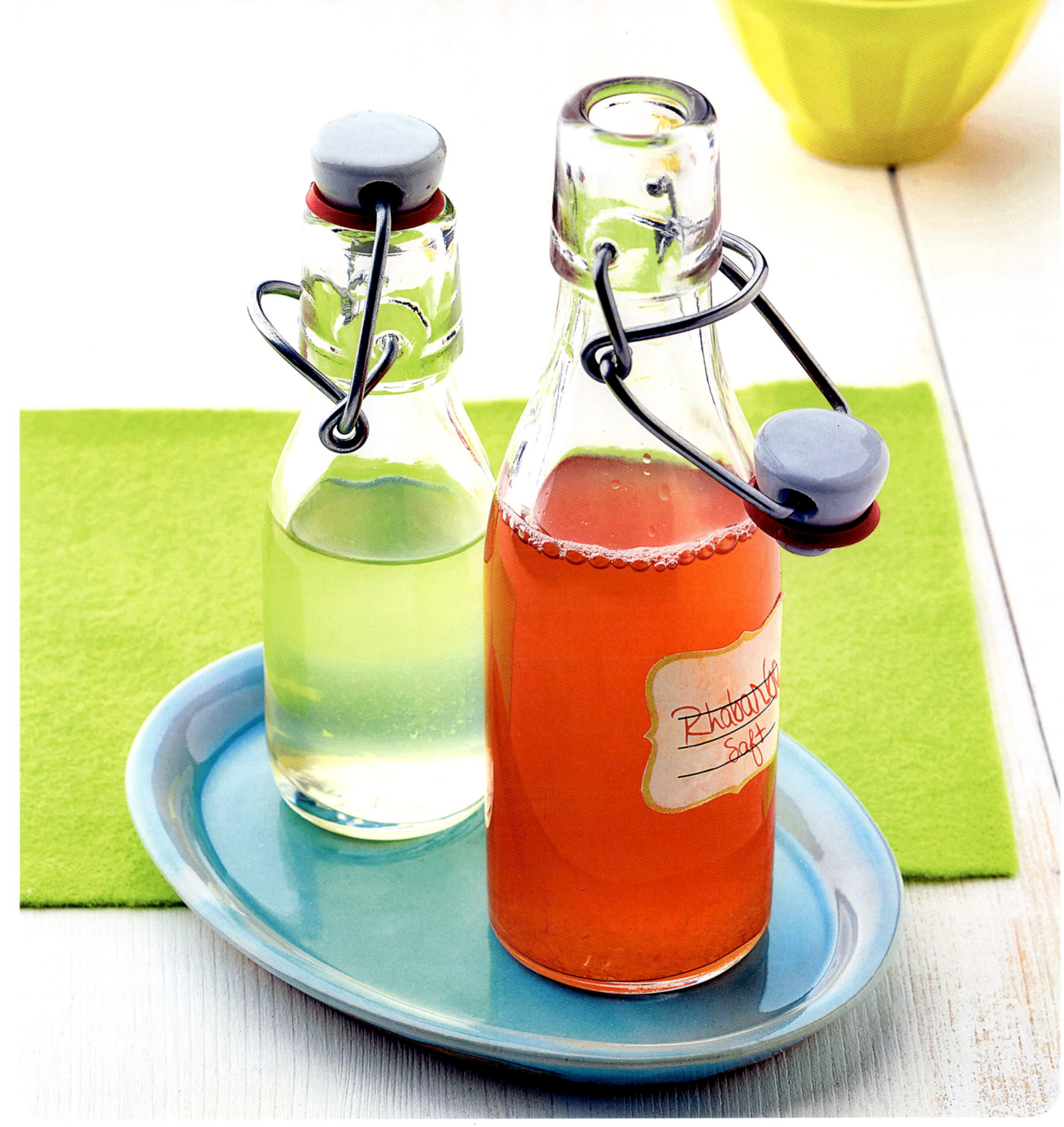

Rhabarber
Saft

So schmeckt der Sommer

Holunderblüten-sirup

Für 1 l Sirup • braucht etwas mehr Zeit
⊘ 30 Min. + 3 Tage Ruhezeit

20 Holunderblüten • 1 l Wasser
• 1 kg Zucker • 25 g Zitronensäure

● Holunderblüten vorsichtig waschen, besser nur ausschütteln, damit der Blütenstaub haften bleibt. Blüten von den Stielen entfernen und in ein sauberes Gefäß geben.

● Wasser mit Zucker und Zitronensäure aufkochen und über die Blüten gießen. Zugedeckt bei Zimmertemperatur drei Tage ziehen lassen, zwischendurch gut umrühren.

● Durch ein feines Sieb oder Mulltuch gießen, erneut aufkochen und heiß in saubere Flaschen abfüllen.

● Fest verschließen, kühl und dunkel lagern. Ist ungeöffnet bis zu 12 Monate haltbar.

Tipp Mit Holunderblütensirup können Sie auch gut Wasser, Quark, Joghurt oder andere Süßspeisen verfeinern.

Nährwerte pro 100 ml
275 kcal • 0 g E • 0 g F • 67 g KH

Hugos kleine Schwester

Rhabarberspritz

Für 1 Portion • geht schnell
⊘ 5 Min.

½ Limette • 50 ml Rhabarbersaft
• 1 cm frischer Ingwer • 150 ml Weißwein, alkoholfrei • 4 Eiswürfel
• 50 ml stilles Mineralwasser

● Limette in Stücke schneiden und in ein Glas geben.

● Rhabarbersaft dazugeben.

● Ingwer schälen, in Stückchen schneiden und dazugeben.

● Mit dem gut gekühlten Weißwein auffüllen, Eiswürfel und Mineralwasser dazugeben.

Nährwerte pro Portion
60 kcal • 0 g E • 1 g F • 8 g KH

Für laue Sommerabende

Hugos Bruder

Für 1 Portion • geht schnell
⊘ 5 Min.

½ Limette • 1 EL Holunderblütensirup • 3 Minzblätter • 150 ml Weißwein, alkoholfrei • 4 Eiswürfel
• 50 ml stilles Mineralwasser

● Limette in Stücke schneiden und in ein Glas geben.

● Holunderblütensirup und Minzblätter dazugeben.

● Mit dem gut gekühlten Weißwein auffüllen.

● Eiswürfel und Mineralwasser dazugeben.

Nährwerte pro Portion
75 kcal • 0 g E • 0 g F • 12 g KH

So gut schmeckt Sanddorn

Wildes Früchtchen

Für 1 l • gelingt leicht
⊘ 5 Min.

50 ml Sanddornsaft, ungesüßt
• 200 ml Apfelsaft • 750 ml Wasser
• 1 Limette • 2 Stängel Pfefferminze

● Sanddorn-, Apfelsaft und Wasser vermischen.

● Limette in kleine Würfel schneiden und zugeben.

● Pfefferminze waschen, Blätter abzupfen und zum Getränk geben.

Nährwerte pro 200 ml
25 kcal • ‹ 1 g E • ‹ 1 g F • 5 g KH

Schmeckt besser, als Sie glauben

Kaffee mit Kakao

Für 1 Portion • gelingt leicht
⊘ 5 Min.

2 TL Getreidekaffee • 1 TL Kakao, entölt • 200 ml heißes Wasser
• etwas Milch

● Getreidekaffee und Kakao in eine Tasse geben und mit dem heißen Wasser übergießen. Bei Bedarf etwas Milch hinzugeben.

Nährwerte pro Portion
13 kcal • ‹ 1 g E • ‹ 1 g F • 2 g KH

Köstlich in der Adventszeit

Winterpunsch

Für 1 l • gelingt leicht
⊘ 10 Min.

1 l Früchtetee • 1 Beutel Glühweingewürz • 1 Limette

● 1 l Früchtetee zubereiten, das Glühweingewürz zugeben und 10 Min. ziehen lassen.

● Die Limette auspressen und zu dem Punsch geben.

Tipp Alternativ zur Limette können Sie den Punsch auch mit zuckerfreiem Sirup (z. B. Orangen-Geschmack) verfeinern.

Nährwerte pro 200 ml
10 kcal • 0 g E • 0 g F • 1 g KH

Rezeptverzeichnis

Sachverzeichnis

Bibliografische Information der Deutschen Nationalbibliothek
Die Deutsche Nationalbibliothek verzeichnet diese Publikation in der Deutschen Nationalbibliografie; detaillierte bibliografische Daten sind im Internet über http://dnb.d-nb.de abrufbar.

Programmplanung: Uta Spieldiener
Projektmanagement: Anja Bippus
Redaktion: Anne Bleick
Bildredaktion: Christoph Frick,
Caroline Merdian
Umschlaggestaltung und Layout:
CYCLUS Visuelle Kommunikation, Stuttgart

Bildnachweis
Umschlagfoto und alle Fotos im Innenteil: Meike Bergmann, Berlin
Autorenfoto: Ronald Wissler Visuelle Kommunikation

Zeichnungen: Christine Lackner, Ittlingen

2. überarbeitete Auflage 2020

© 2020 TRIAS Verlag in Georg Thieme Verlag KG, ein Unternehmen der Thieme Gruppe, Rüdigerstraße 14, 70469 Stuttgart

© 1. Auflage 2016 TRIAS Verlag in Georg Thieme Verlag KG, Rüdigerstraße 14, 70469 Stuttgart

Printed in Germany

Satz und Repro: Reemers Publishing Services GmbH, Krefeld, gesetzt in
Adobe Indesign CC 2019
Druck: AZ Druck und Datentechnik GmbH, Kempten

Gedruckt auf chlorfrei gebleichtem Papier

ISBN 978-3-432-10991-6

Auch erhältlich als E-Book:
eISBN (ePub) 978-3-432-10992-3

1 2 3 4 5 6

Wichtiger Hinweis: Wie jede Wissenschaft ist die Medizin ständigen Entwicklungen unterworfen. Forschung und klinische Erfahrung erweitern unsere Erkenntnisse. Ganz besonders gilt das für die Behandlung und die medikamentöse Therapie. Bei allen in diesem Werk erwähnten Dosierungen oder Applikationen, bei Rezepten und Übungsanleitungen, bei Empfehlungen und Tipps dürfen Sie darauf vertrauen: Autoren, Herausgeber und Verlag haben große Sorgfalt darauf verwandt, dass diese Angaben dem Wissensstand bei Fertigstellung des Werkes entsprechen. Rezepte werden gekocht und ausprobiert. Übungen und Übungsreihen haben sich in der Praxis erfolgreich bewährt.

Eine Garantie kann jedoch nicht übernommen werden. Eine Haftung des Autors, des Verlags oder seiner Beauftragten für Personen-, Sach- oder Vermögensschäden ist ausgeschlossen.

Geschützte Warennamen (Warenzeichen®) werden nicht besonders kenntlich gemacht. Aus dem Fehlen eines solchen Hinweises kann also nicht geschlossen werden, dass es sich um einen freien Warennamen handelt.

Datenschutz
Wo datenschutzrechtlich erforderlich, wurden die Namen und weitere Daten von Personen redaktionell verändert (Tarnnamen). Dies ist grundsätzlich der Fall bei Patienten, ihren Angehörigen und Freunden, z. T. auch bei weiteren Personen, die z. B. in die Behandlung von Patienten eingebunden sind.

Liebe Leserin, lieber Leser,

hat Ihnen dieses Buch weitergeholfen? Für Anregungen, Kritik, aber auch für Lob sind wir offen. So können wir in Zukunft noch besser auf Ihre Wünsche eingehen. Schreiben Sie uns, denn Ihre Meinung zählt!

Ihr TRIAS Verlag

Kontakt: kundenservice.thieme.de

Lektorat TRIAS Verlag
Postfach 30 05 04
70445 Stuttgart

Abonnieren Sie unsere Newsletter:
www.trias-verlag.de/newsletter

Besuchen Sie uns auf facebook
www.facebook.com/
trias.tut.mir.gut

Besuchen Sie uns auf facebook
www.facebook.com/
mama.mag.trias

Folgen Sie uns auf Instagram
www.instagram.com/
trias_verlag

Lassen Sie sich inspirieren
www.pinterest.com/
triasverlag